新型コロナ病棟 ナース戦記

最前線の現場で起きていたこと

著 倉原 優

国立病院機構近畿中央呼吸器センター 呼吸器内科
日本呼吸器学会呼吸器専門医・指導医
日本感染症学会感染症専門医・指導医
インフェクションコントロールドクター

MC メディカ出版

はじめに

　私は大阪府にある呼吸器センターで呼吸器内科医をしています。また、自施設の感染制御チーム（ICT）のインフェクションコントロールドクター（ICD）も兼任しております。大阪府は、第1波の頃から国公立病院を中心に多くの新型コロナ患者さんを受け入れてきました。

　私は何度かメディアに出演させていただいたことがあるのですが、テロップに「コロナ病棟最前線の医師」と書かれて心外な気持ちもありました。というのも、最前線に立っているのは医師ではなく、看護師だからです。レッドゾーンの中にいる時間は、看護師のほうが何十倍も多いです。

　コロナ禍でいろいろな原稿依頼が増えていく中で、他病院のコロナ病棟のスタッフとも知り合いになる機会が増えていきました。

　そこで、最前線に立っている看護師にヒアリングを行い、後にこの「コロナ禍の記憶」を残しておくため、この本を執筆することにしました。実名では出せない意見もあると思い、看護師はすべて匿名で登場いただくことにしました。少人数で始めたこのヒアリング、なんと最終的に総勢120人を超える看護師に協力いただきました。

　あまり堅苦しいと読む気が失せると思うので、笑いも入れつつ楽しく読める構成を心がけました。コロナ禍で埋もれている、看護師という職業の素晴らしさをお届けできればと願っております。

2021年10月

国立病院機構近畿中央呼吸器センター　呼吸器内科
日本呼吸器学会呼吸器専門医・指導医
日本感染症学会感染症専門医・指導医
インフェクションコントロールドクター

倉原 優

※注意：この本では新型コロナウイルス感染症（COVID-19）のことを、「新型コロナ」と書いております。

新型コロナ病棟
ナース戦記

Contents

第 1 章　パンデミックの幕開け

第 2 章 ウイルスの猛威

※本書の情報やURLは2021年10月現在のものです。

2020年の新型コロナ史

3月上旬
トイレットペーパー騒動
3月2日
すべての小中高校休校
3月11日
WHOパンデミック認定
3月24日
東京オリンピック延期決定

5月20日
夏の全国高校野球
戦後初の中止

1月6日
厚労省が武漢発生の
肺炎に警告

1 **2** **3** **4** **5** **6**

6月28日
世界の感染者 1,000万人
超える

4月7日
7都府県に緊急事態宣言
4月18日
国内の感染者数1万人へ、
イタリアの医療体制が危機
的状況

2月3日
ダイヤモンド・プリンセス号
入港
2月13日
国内で初の死者、この頃か
ら市中病院での感染例や
クラスターが報告され始める
2月19日
ダイヤモンド・プリンセス号
下船開始
2月25日
厚労省「クラスター対策
班」設置

1月7日
2度目の緊急事態宣
言、変異ウイルス感染
拡大
1月23日
国内の死者5,000人を
超える
1月27日
世界の感染者が1億人
超える

5月4日
大阪第4波ピーク、重症病
床に入院できない重症患
者が94人に
5月24日
新型コロナワクチン大規模
接種開始

3月25日
聖火リレースタート

1 **2** **3** **4** **5** **6**

6月20日
9都道府県 緊急事態宣言
解除

2月7日
世界の新型コロナワクチン
接種者1億人突破
2月17日
医療従事者にワクチン
接種開始

4月1日
「まん延防止」大阪・兵庫・
宮城に適用
4月25日
3度目の緊急事態宣言

7月22日
「Go To トラベル」
キャンペーン

9月17日
菅内閣発足

11月18日
ファイザー社製ワクチンが
有効性95%と報告

7　　8　　9　　10　　11　　12

8月11日
世界の感染者 2,000万人
超える

10月1日
「Go To イート」キャンペーン
10月2日
トランプ大統領感染

12月8日
イギリスで新型コロナワクチ
ン接種開始
12月12日
世界の感染者 7,000万人
超える
12月15日
大阪府コロナ重症センター
運用開始
12月26日
変異ウイルスが国内で報告

2021年の新型コロナ史

7月12日
東京都・沖縄県に4度目の
緊急事態宣言
7月23日
東京オリンピック開幕

9月13日
国民の約半数が新型コロ
ナワクチン2回接種

7　　8　　9　　10　　11　　12

8月2日
第5波、緊急事態宣言
6都府県に再拡大
8月4日
世界の感染者が2億人
超える
8月21日
東京第5波ピークで医療
逼迫
8月24日
東京パラリンピック開幕
8月25日
外来などで抗体カクテル
療法が可能に

10月1日
全都道府県 緊急事態宣
言解除
10月11日
アメリカがモルヌピラビルを
緊急使用許可申請
10月21日
「ワクチン・検査パッケージ」
実証実験開始

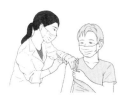

著者略歴

倉原 優（くらはら ゆう）

　国立病院機構近畿中央呼吸器センター 呼吸器内科医師。

　2006年滋賀医科大学卒業。洛和会音羽病院を経て2008年より現職。日本内科学会総合内科専門医・指導医、日本呼吸器学会呼吸器専門医・指導医、日本感染症学会感染症専門医・指導医、日本結核・非結核性抗酸菌症学会結核・抗酸菌症認定医・指導医、インフェクションコントロールドクター。

　人気ブログ「呼吸器内科医」（http://pulmonary.exblog.jp/）の管理人としても知られ、医療従事者向けに論文の和訳やエッセイなどを多数執筆。2021年からはYahoo!ニュース オーサーとしても活動、大阪の第4波について現場からいち早く警鐘を鳴らすなど、一般向けの発信も行っている。

著書

「ねころんで読める呼吸のすべて」シリーズ、「呼吸にまつわる数字のはなし」（メディカ出版）、「『寄り道』呼吸器診療」「ポケット呼吸器診療」（シーニュ）、「呼吸器の薬の考え方、使い方 ver.2」「本当にあった医学論文」（中外医学社）、「呼吸器診療 ここが『分かれ道』」「COPDの教科書」（医学書院）、「改題改訂 喘息バイブル」（日本医事新報社）など多数。

　「お医者さん」になることが小さい頃からの夢でした。難しい言葉を使わず、できるだけ分かりやすく説明することをモットーとしています。自身が得た知識をできるだけたくさんの人にシェアし、それが回り回って患者さんの幸せにつながればいいなと思っています。

第 1 章

パンデミックの
幕開け

01 「赤紙キター！」 私もコロナ病棟勤務に

「新型肺炎」が人類に牙をむく

　「中国武漢で、原因不明の肺炎が広がっている」……と世の中がザワつき始めたのは、2020年1月のこと。59人の肺炎患者さんのうち、7人が重症になっており、「なんかヤバそう」という噂が流れてきました。肺炎の原因がまだはっきりしていなかったため、国内では「武漢からの帰国者で症状がある場合はすみやかに医療機関を受診するように」と呼びかけられました。武漢の海鮮市場が震源地だったようですが、謎の肺炎の患者数もそこまで爆発的に増えているわけではなさそうなので、完全に対岸の火事と思って私は油断していました。

　2020年1月9日、WHOは「中国武漢で発生した肺炎の原因ウイルスは新たなコロナウイルスである」との情報を得ました。そのわずか1週間後の1月16日に、神奈川県内で国内第1例目となる武漢旅行歴のある感染者が発表されました。ヒト—ヒト感染が明確に確認されたことから、1月30日、新型コロナウイルスによる感染症のアウトブレイクが、「国際的に懸念される公衆衛生上の緊急事態（Public Health Emergency of International Concern: PHEIC）」であると宣言されました。

　こりゃあSARS（重症急性呼吸器症候群）やMERS（中東呼吸器症候群）みたいな騒ぎになるかもしれないな、と思いました。ただ、人類にとってはSARSやMERSよりも、やっかいな相手だということを、こ

● SARS　2002年中国南部の広東省を起源としたコロナウイルス感染症。2003年7月5日に終息宣言が出されました。
● MERS　2012年アラビア半島の国々を中心として発生したコロナウイルス感染症。その後ヨーロッパ地域などにも感染が拡大し、現在も感染者が報告されています。

のとき多くの人は気づいていませんでした。

　2009年の新型インフルエンザのときにも、新興感染症に対する対策
が必要だということで全国の病院がパニックに陥りました。結果的に、
そこまで憂慮すべき感染症というほどではなかったのですが。

　中国が旧正月を迎える直前だった2020年1月23日に、新型コロナの
拡大が止まらない武漢市と湖北省の8都市がロックダウンされました。
このときの感染者数はまだ571人でした。まさかの交通網・都市封鎖。
『踊る大捜査線』のレインボーブリッジ感が出てきました。私には、海
南省で働く看護師の知り合いがいるのですが、「あの肺炎、マジやばい
かも」という報告が入ってきました。中国は、パニックになって病院に
押し寄せる人が多かったため、そこで二次感染を広げるという本末転倒
な事態に陥っていました。あれだけ大慌てだった中国も、この1年間の
世界の新規感染者の数を眺めていると、本当に小さな波だったんだなぁ
と思います（**図**）。

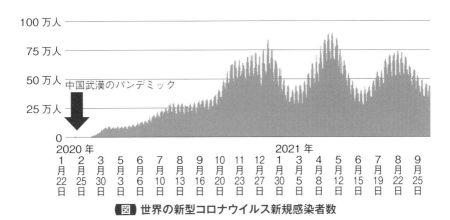

図 世界の新型コロナウイルス新規感染者数

この頃、日本では専門家が集まり始めていました。ヒト—ヒト感染が起こるコロナウイルスで、おそらくかなり感染性は高い水準にある。感染性が強いということは、インフルエンザウイルスなどのように宿主にさほど害がない程度の症状で終わることが多いはずですが（そうしないとウイルスが生き残っていけないから）、どうもその目論見が外れて致死率が中途半端に高そうだというのがわかってきました。

新型コロナでは、この「中途半端さ」に本当に苦しめられました。SARS や MERS のように致死率が高ければ、感染性が高くてもある程度封じ込めが簡単です（多数に感染する前に亡くなるため）。インフルエンザのように致死率が低ければ、感染性が高くても、「死ぬことはないよね」ということで完結します。新型コロナウイルスは、ちょうどどの間を取ってきたのです（**表**）。

2020 年 2 月、ダイヤモンド・プリンセス号に乗船していた人が、どんどん重症化しているという報告が入ってきました。どうやら肺に親和性が高く、鼻炎や咽頭炎では終わらず、肺炎になってしまう例が多いようです。「うーん、これが国内で広がっていくとキツイなぁ」と思ったのが最初の感想でした。また、さっぽろ雪まつりに関連したクラスター発生、屋形船での新年会に関連したクラスター発生、和歌山県内の医療機関での院内感染事例が確認され、あっという間に国内に感染が広がってきたのです。

大阪府・5 年目 看護師
「『新型肺炎が出たらしいね』『そうだね』と休憩室で他人事みたいに先輩と話していたんですが、まさか 2 人ともコロナ病棟に勤務するなんて思ってもみなかった。サラサラの長髪だった先輩がその後コロナ病棟に配属になったんですが、ツーブロボブに髪型を変えていて、ビックリしました！」

あこがれの先輩の髪型をも変えてしまうコロナ病棟。この闘いが 1 年以上続くとは、私も予想していませんでした。

表 コロナウイルス感染症一覧 （種々の文献を参考に作成）

コロナウイルス感染症	かぜ症候群	SARS（重症急性呼吸器症候群）	MERS（中東呼吸器症候群）	COVID-19（新型コロナウイルス感染症）
原因ウイルス	HCoV-NL63 HCoV-OC43 HCoV-HKU1 HCoV-229E	SARS-CoV-1	MERS-CoV	SARS-CoV-2
受容体	APN など	ACE-2	DPP4	ACE-2
発生年	毎年	2002～2003 年	2012 年 9 月～	2019 年 12 月～
流行地域	世界中	中国広東省	サウジアラビアなど	世界中
感染者数	かぜ症候群の10～15%	約 8,100 人（終息）	約 2,500 人	約 2.4 億人
致死率	まれ	9.4%	34.4%	2.3%
潜伏期間	2～4 日	2～10 日	2～14 日	1～14 日（多くは約 5 日）
治療法	特異的治療なし	特異的治療なし	ロピナビル / リトナビル IFN β -1b?	モノクローナル抗体 デキサメタゾン レムデシビル モルヌピラビル
感染症法	なし	2 類感染症	2 類感染症	新型インフルエンザ等感染症

日本上陸も早かった

　ダイヤモンド・プリンセス号が横浜に到着した頃、武漢からのチャーター機も帰って来ましたが、専門家の中には「潜伏期間を考えると、水際対策は厳しいのではないか」と直感していた人も多かったと思います。発熱していたりぐったりしていたりすれば隔離できますが、無症候性感染者や潜伏期にある患者さんは、上陸してから相当期間隔離しなければ感染拡大を防げません。すべての海外からの帰国者を何日間も隔離するという施策はかなりハードルが高かったのです。

しかし、このタイプのウイルスは、1例入国した時点で、複数例が市中に紛れ込んでいると考えるほうが自然です。そのため、各地でちらほらと新型コロナの症例が散見されるようになってきました。

　——いよいよ、市中病院にも新型コロナ患者さんがやってくる。3月に入る頃にはもう覚悟を決めていました。SARSやMERSとは違う、本当に戦わなければならないんだ。

　2020年2〜4月、にわかにコロナ病棟を準備することになり、院内から看護師が選抜されて配属する形で全国の施設で「コロナファイター」たちが産声を上げました。

大阪府・28年目 看護師

「『あなたは明日からコロナ病棟勤務です』と言われて、赤紙キターみたいになりましたよ。『た……隊長、帰りの燃料は積んでもいいんでしょうか……』と看護部長に言いました（笑）」

　まだ個人防護具（Personal Protective Equipment: PPE）の装着手順に慣れておらず、「未知のウイルス」感も強かった時期です。冗談抜きで戦時中の赤紙のように受け取る看護師もおり、あまりのストレスに心が壊れてしまった人もいたと思います。

　院内のマニュアル整備を急ピッチで進めていましたが、なかなか間に合わず、とりあえず患者さんを受け入れながらマニュアルを病棟で作成していこう、という災害時のような対応にならざるをえませんでした。

●個人防護具（Personal Protective Equipment: PPE）　主なものに手袋、ガウン・エプロン、マスク、ゴーグル・フェイスシールドなどがあります。医療従事者の身体を病原体の曝露から守るために用います。

栃木県・21年目 看護師

「コロナ病棟勤務の看護師を『独身・未婚・家族なし』から選ぶというのは、わからなくもないんですけど、それが当然でしょ、みたいな流れは好きではなかったですね」

　小さな子どもがいる、妊娠中、自宅で高齢者と同居している、など、看護師個人の事情はさまざまです。そのため、家庭内感染を防ぐことを念頭に、若い独身の看護師が優先的に選ばれていた施設もありました。それを不公平と思う看護師もいたと思います。

　コロナ病棟に勤務する医師を決めるときも、そういう話が少し出ました。当時は、小児に感染したらどうなるのか、妊婦が感染したらどうなるのか、など、情報が少ない頃でしたから。

　看護師1年目でいきなりコロナ病棟勤務というのはまれだと思われますが、それでも比較的若い看護師が選ばれる施設が目立ちました。

大阪府・5年目 看護師

「『私、集中治療の看護なんてしたことないですよ！』って先輩に愚痴ったら、『私もしたことないわよ！』って言われました」

　特に重症病床の受け入れ施設では、人工呼吸器や体外式膜型人工肺（Extracorporeal Membranous Oxygenation：ECMO）の看護を経験したことがない看護師がたくさんいて、コロナ病棟で一から勉強しなければならないという状況でした。

　全国のコロナ病棟は、こうした混乱とともに、全くおめでたくないグランドオープンとなったのです。

● 体外式膜型人工肺（Extracorporeal Membranous Oxygenation：ECMO）　体外循環回路により、患者さんの血液を末梢血管から脱血し、外で酸素化して体内へ送血する治療法。新型コロナで一大ブームを巻き起こしましたが、実際にこれを管理できる医療従事者は少ないです。

「赤紙キター！」私もコロナ病棟勤務に

02 コロナ病棟の前身、帰国者・接触者外来

誰が新型コロナかよくわからなかった

　「中国の湖北省から帰国した人が発熱していたら、新型コロナを疑え」というのは2020年2～3月頃には常識になっていましたが、疑い例については自治体が帰国者・接触者相談センターを開設し、受診については各医療機関に依頼が来ました。日常臨床では「武漢に行きました」なんて人は皆無だったので、この頃は保健所からの委託業務をこなしているフェーズでした。

　私の勤務する病院も「帰国者・接触者外来」を初期から開設して、数人の医師と看護師で分担していたのですが、たまに出る新型コロナ陽性におびえる日々でした。新興感染症を診るという前提で作られた病院でなかったため、病院の裏口から入ってきた新型コロナ疑いの患者さんを、物置のような部屋に案内して鼻咽頭スワブでPCR検査をおこなっていました。すべては、他患者さんと動線がかぶらないようにするためです。

神奈川県・9年目 看護師
「まだあの頃はPPEの着脱に慣れていなくて、ちょっとでもガウンの外に手が触れてしまうと、『あっ! いま感染したかも!』と不安になって、夜眠れないこともありました」

　新型コロナ肺炎の怖いところは、通常私たちが診療する肺炎とは区別が難しい点です。胸の画像検査や血液検査で少しの違いはありますが、新型コロナだと思ったらそうじゃなかったという症例もあれば、まったく疑っていないのに新型コロナのPCRが陽性になった症例もあります 表 。

	市中肺炎	新型コロナウイルス感染症（COVID-19）
原因	細菌（肺炎球菌など）	新型コロナウイルス
症状	発熱、咳嗽、膿性痰	発熱、咳嗽、倦怠感、呼吸困難
問診	過去の肺炎歴、誤嚥の有無	周囲に発熱者がいる、クラスターリスクの高い行動歴
胸部画像所見	・浸潤影が主体 ・多葉にわたる陰影は少ない	・すりガラス陰影が主体だが時間の経過とともに浸潤影へ ・多葉にわたる陰影
血液検査所見	・白血球上昇 ・CRP 上昇	・白血球はあまり上昇しない ・CRP 上昇
治療	抗菌薬	抗ウイルス薬、ステロイド

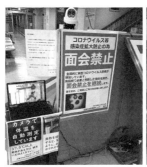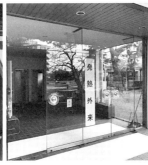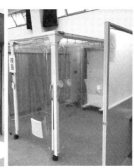

図 発熱外来の整備

院内クラスター回避のため、入院患者さんは原則面会禁止とし、外来とは別の場所に発熱外来を整備しました。PCR 検査を行うためのビニールテントも設営しました（テントの外から手を突っ込めるようになっている）。

動線を分離する

　特にパンデミック初期は、現場の医療従事者にとってまだまだ疾患の情報が少なく、ほかの患者さんと動線がかぶらないアイディアを編み出し、院内クラスターを出すまいと、限られたハードウェアで創意工夫をこらしていました **図**。発熱患者さんの診療時間と、通常患者さんの診

療時間を分けた時間的な動線分離をおこなっているところもありました。

奈良県・24年目 看護師
「2020年1月、観光バスの運転手が新型コロナだったという報道を受けて、『自分も感染したのではないか』と症状がない人たちからも、たくさんの相談がありました」

　日本では武漢のように不安になった人が病院へ押し寄せるというパニックは起こりませんでしたが、「観光バスが立ち寄った店に行ったことがあるが、大丈夫か？」という、今思えばそんなバカなというレベルの相談もあったそうです。

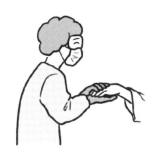

03 「PPEが足りない！」まさかのハンドメイド

PPEの在庫が尽きる

新型コロナがパンデミックになった直後、問題になったのがPPE枯渇問題です。当院でも、サージカルマスク・N95マスク、ガウン、アイガード・フェイスシールドがかなり不足してしまう事態に陥ってしまいました。

コロナ病棟に勤務する医療従事者だけでなく、発熱外来など、疑い例を診察する場合にもPPEが必要になります。しかも、1回使えば捨てる必要があるため、院内に100個、200個と在庫があってもあっという間に枯渇するのです。パンデミック発生当初、「これはかなりヤバイことになるな」と確信しました。

大阪府・7年目 看護師
「私が看護師として勤務してからPPEが不足するという経験がなかったので、あと1週間で在庫が底をつくと聞いて驚きました」

医療資源のロジスティクス、たとえばどのくらいマスクが納入されて、どのくらい消費されるかという物流の管理は、多くの場合病院の経営部門や事務が担っています。ここに現場勘のあるスタッフがいると、早期に過不足の判断ができるので、たくさんのマスクをすみやかに注文することができるのですが、後手に回っていた病院が多かったようです。

とはいえ、結果的に海外からの輸入も止まってしまう事態になったため、先んじて在庫を確保していた病院でさえも窮地に立たされました 表 。

パンデミック当初、日本国内のサージカルマスクやN95マスクは、

表 (´・ω・`) しょぼーんなマスク不足のあゆみ（2020年）

1月6日	中国湖北省武漢市において、昨年12月から病原微生物が特定されていない肺炎の発生が複数報告されていると厚労省に報告
1月中旬	中国で委託製造されていたサージカルマスク・ガウン・N95マスクなどの製造・輸入の納期が未定になり始める
1月23日	武漢市がロックダウン
2月5日	ダイヤモンド・プリンセス号が横浜で2週間の洋上検疫を開始
2月中旬	中国、台湾などのPPE供給が完全に停止。この頃からPPE確保戦争が始まる
2月16日	新型コロナウイルス対策専門家会議が発足
2月18日	神戸赤十字病院で6,000枚のマスク盗難事件が発生
2月25日	厚生労働省クラスター対策班が発足
3月上旬	国内のPPE在庫が枯渇し始める。ハンドメイドPPEが広がる
3月中旬	中国のマスク輸出規制が解除されたが単価上昇（10倍以上）
3月23日	経産省、厚生労働省が1,500万枚のサージカルマスクを各都道府県経由で医療機関に配布
4月1日	「アベノマスク」配布発表
4月3日	日本で大きなシェアがあったアメリカメーカーが製造するN95マスクが、国防生産法の影響で完全停止
4月7日	7都府県に緊急事態宣言が発令。ハンドメイドPPEがさらに広まる
4月16日	全国に緊急事態宣言が発令される
7〜8月	厚生労働省がN95マスクの調達を実施

国産が約20%、輸入が約80%でした。しかし、医療施設向けのものは、ほぼ100%が輸入品です。ですから、「薬局からマスクが消える前に病院からマスクが消えるんじゃないの」という懸念すら出てきたくらい、枯渇スピードが速かったのです。この頃、N95マスク需要増加（逼迫度）は、サージカルマスクの30倍を超えたそうです。

　N95マスクの不足はコロナ病棟においても困った事態だったのですが、当院のような結核病棟を有する病院では、間違いなくN95マスクを毎日使いますので、入荷できなければ結核を診られないという危機に陥りました。感染制御チーム（Infection Control Team：ICT）としては「オワタ感」を痛感していました。

　ほどなくして、多くの病院でPPEの在庫が尽きることがわかりました。納入が滞ることが明らかになってくると、消費の速度を抑えるしか

ありません。

　2020年3月上旬は本当にキツくて、医療機関では標準予防策がまったく講じえない状況にもかかわらず、K-1のイベント会場で観客全員にマスクが配布されている光景を見て、さすがに「ちょ！待てよ！」と思いました。

ハンドメイドで作れ！

　当院でも海外から輸入していたN95マスクの納入がとうとう滞り、使用を「1週間に1枚」に抑えることになりました。1人に複数枚マスクを準備して、コロナ病棟で使用したN95マスクをレッドゾーン外のマスク置き場の紙袋に入れ、5日間サイクルで何度か使用保する戦略を用いました（現在もこれを活用中。 写真1 ）。

東京都・11年目 看護師
「サージカルマスクが足りなくて、3日に1枚使えという通達が来ました。ファンデーションがマスクにつくし、くしゃみしたら本当にアウトですよ」

　サージカルマスクはさすがに作れませんでしたが、ガウンやフェイス

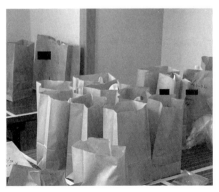

写真1 マスク置き場

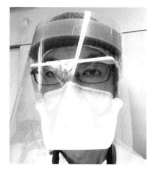

写真2 100均グッズで作製したフェイスシールドを含む PPE

シールドが枯渇したとき、ついにハンドメイドで自作する案が実行されることになりました。これについてはいろいろな人がアイデアを出して、YouTube 動画などに自作の作製法をアップロードしていました。

　当院では、現在もフェイスシールドは自作したものを使用しています。100均で購入したゴムやスポンジを駆使して、**写真2**のようなフェイスシールドを短時間で作ることができるようになりました。重症化した患者さんに気管挿管するときは、N95 マスク＋アイガードまたはフェイスシールド＋キャップ＋ガウンという重装備で臨みます。

神奈川県・14 年目 看護師
「母親に『あなたは新型コロナの人をみているの? 大丈夫?』と言われましたが、まさかゴミ袋でつくったエプロンを着て真夏の炎天下で働いているなんて言えませんでした。生ゴミがすぐに腐りやすい理由がよくわかりました（笑）」

　ゴミ袋でエプロンを作っていた施設もあると思いますが、さすがゴミ袋です。まったく通気性がありません。夏場では、装着して 10 秒も経たないうちに汗が噴き出してきます。

大阪府・5年目 看護師

「当初、フェイスシールドをクリアファイルで作っていたんですけど、看護師の転職斡旋業者のクリアファイル使っている人がいて、『それはまずいやろ（笑）』って思いました」

　病院によっては、ハンドメイドのPPEを作る「職人」がいるらしく、「あの人が作ったフェイスシールドじゃないとダメ」みたいな施設もあったようです。ハンドメイドPPEの町工場を創業できるんじゃないだろうか、というくらい。

　これは日本に限ったことではなく、ニューヨークでも同じような状況に陥っていました。PPEが枯渇していたため、ゴミ袋を着てケアにあたっていましたが、前日使ったPPEをそのまま翌日使うということが常態化していたそうです。

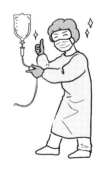

04 「急いでコロナ病棟を作ってください」

ゾーニング！

2020年4月にコロナ病棟を立ち上げる際、ICTにゾーニングの依頼が来ました。私も感染症専門医やインフェクションコントロールドクターの資格を取るときにちょびっとだけ勉強したことがある程度で、新興感染症とガチで対峙するなんて想定していませんでした。そのため、ほぼゼロから勉強するハメになりました。

奈良県・21年目 看護師
「自治体から『急いでコロナ病棟を作ってください』と言われました。そんな、インスタントラーメンじゃないんだから」

ゾーニングの際、「ウイルスがいる」という前提で感染者のケアにあたる場所を"レッドゾーン（PPEを装着すべき場所）"、「ウイルスがいない」という前提で後方支援的に医療に携わる場所を"グリーンゾーン（PPEを装着してはいけない場所）"と分ける必要があります 図 。呼吸器内科医の相棒である聴診器も、接触感染源になる可能性があることから、当院では使用を控えました。

新型コロナウイルスは、空気中を漂ったエアロゾルによって感染するリスクがあります。挿管時には大量のエアロゾルが飛ぶのでN95マスクなど空気感染対策も必要になること、いろいろな条件を考えてゾーニ

●ゾーニング　感染症患者の入院病棟において、病原体によって汚染されている区域（汚染区域）と汚染されていない区域（清潔区域）を区分けすること。

レッドゾーン ウイルスがいる ＝PPE を装着すべき場所	グレーゾーン 着脱場所	グリーンゾーン ウイルスがいない ＝PPE を着けてはいけない場所

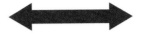

✓ 安易に往来できないようにする
✓ 着脱回数は最小限に！
✓ 聴診器などのデバイスは基本的に使わない！（病院による）

図 ゾーニングの定義と注意点

ングと PPE の装着法についてのマニュアルを策定する必要がありました。

東京都・22 年目感染管理認定看護師
「日本全体でマニュアルのたたき台というか、そういうのがあれば助かった
のですが、施設ごとにマニュアルを策定するしかありませんでした。こうい
うのはどんどん病院が各自のマニュアルを公開できる仕組みになったらいいのにな……
と思います」

私も自分のコネクションを活かして、「おたくの病院のマニュアルち
ょっと見せてくれませんか？」みたいなやり方で新型コロナのマニュア
ルを作っていました。パクリにパクったマニュアルだったので、他の病
院から「そちらの病院のマニュアルを参考にさせていただいてもいいで
すか？」と聞かれて、どーぞどーぞ！とは言いづらかったという裏話も
あります。みんなパクり合って、よりよいマニュアルを作ればよかった
のになぁと思ったりもしています。そうこうしているうちに、厚生労働
省から指針が出始めて、このヤキモキも落ち着いてきました。
　さて、ゾーニングのための改修については、コロナ病棟オープンまで
2 週間もないのに工事がまだ入っていないという状況で、かなり焦りま
した。これが物件の引き渡しだったら、不動産屋さんは夜も眠れません。

全国どこの病棟も ICT が頑張っているんだろうと思って、歯を食いしばりました。

　「レッドゾーンをビニールやテントなどで仕切ったりすると、その出入りの際ウイルスがついて感染リスクになるので、極力不要な敷居は使わないほうがよいのかな」「陰圧は引いたほうがいいんだろうか、必須ではないと思うんだけど……」など細かいところが気になって仕方がない。まさに手探りの状態でした。自治体が各部屋に陰圧装置を買ってくれたので、これについてはありがたく頂戴することにしました。

　コロナ病棟に第 1 号の患者さんが入院してきたとき、新しくホテルを作ってお客さんを迎え入れる経営者の気持ちがわかったような気がします。一生懸命作った病棟なので、感無量というか、なんというか 写真 。もちろん、新型コロナの患者さんにとっては何にもうれしくないわけですが。

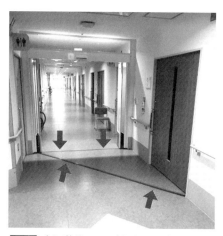

写真 床に養生テープを貼ってゾーニング

保育園からの差別、院内差別、そして患者差別

世間からの差別

　日本医師会は 2021 年 2 月に、新型コロナウイルス感染症に関連して医療従事者らが受けた風評被害が、2020 年 10～12 月に全国で少なくとも約 700 件あったという調査結果を発表しました [1]。

　私は、それほど地域イベントに参加しまくるファミリーではないため、周りから「あそこの旦那、新型コロナを診ているらしいわよ」みたいな風評は立っていません。たぶん。しかし、看護師の中にはそういう差別に苦しんだ人が多かったのです。

　別に私たちは悪いことをしているわけではありません。それなのに、新型コロナを診ていることを隠さなければならない、そんな場面を何度も経験してきました。

　関西のある病院では、感染者が出た病院に勤務する看護師をタクシーに乗車させることを拒否したり、バスに乗ろうとした看護師に「乗るな！」という声を浴びせた客がいたりしたことがニュースになりました。院内感染が出ると、「気の緩みだ！」と揶揄する人もいました。

　2020 年夏頃、私が若い頃に一緒に働いていた看護師から連絡がきました。どうやら、コロナ禍で看護師を辞めてしまったそうです。理由は、自分の子どもの「保育園の預かり拒否」でした。実際には拒否というまで強いものではなかったのですが、「新型コロナを診ておられる病院なので……ちょっと保育はご自粛いただけないでしょうか」のような内容だったと。共働きで頑張ってきた彼女ですが、さすがにこの案件が長引いてしまい、やむなく病院を辞することを決意したそうです。現在は、

保健師として働いています。

神奈川県・11 年目 看護師
「私の同僚も、保育園から『医療機関に勤務されている親御さんはご一
報ください』みたいなメールが来たらしくて、おびえていました」

奈良県・19 年目 看護師
「預けた保育園に自分の子どもを迎えに行ったら、『敷地の外で待ってい
てください』と言われ、子どもに話を聞くと保育中は自分 1 人だけが隔離
されていたそうです。さすがに腹が立って、その保育園はやめました」

——医療従事者ではない「世の中の人たち」が怖く見えた瞬間でした。
特に、職員から感染者が出た病院は、そこで働いていることを職場外で
はひた隠しにしないと生活できないような状態でした。このウイルスは、
発症前に周囲に感染を拡大させる能力を持っていることから、医療機関
でのクラスターを 100％防ぐことは不可能で、自分の身に降りかかる問
題かどうかは、もはや「運次第」ともいえます。

　職員が幼稚園や保育園から「子どもが感染していないことを証明する
書類」を提出するよう求められていた施設もあります。要は、子どもに
PCR 検査を受けさせて陰性を証明しろということなのです。後述しま
すが、PCR 検査というのは本当に砂上の楼閣、蜃気楼のようなもので
す。陽性ならば感染でよいと思いますが、陰性を確認してハイ 100％安
心というわけではないのです。

　パンデミック初期に街角でやっていた「○円で PCR 検査！」という
類のものは、無症状の人が 1 回やったところであまり意味もありません。
簡便な PCR 検査でコマースに注力したクリニックは、恐ろしいほども
うかったと聞いており、やはり目的はそれだったのかな……と感じまし
た。

　なお、国内でワクチン接種がすすみ、検査陰性でもって行動制限を緩

和するというのは、「集団戦略」としてはアリだと思います。

　私の近隣の小学校では、「家族に濃厚接触者が出た場合、申し出てください」という通達がありました。一番議論になるパターンは、たとえば「生徒が同居している母の勤務先で新型コロナ感染者が判明し、母が濃厚接触者となった場合」です。本来この場合、生徒は濃厚接触者でもなんでもないので、登校できます。しかし、母の感染リスクが極めて高い状況であれば、出席が停止されることもあります。この裁量権は、学校にあるのです。

大阪府・28年目 看護師
「風評被害が怖かったです。私は『看護師をやっている』って周りに言っているから、あの家の子どもはコロナ患者を診ている母親の子どもだと言われて、いじめられたりしないかな、と。自分のせいで子どもが嫌な思いをするなんて、嫌じゃないですか。子どもって悪気がなくても、心ない言葉が出ちゃうことってありますし」

　自分の家族に、コロナ病棟で勤務していることを伝えていない看護師もたくさんいました。実家の親が、近所の人から「あなたの娘さん、帰省しないわよね」などと聞かれていて、帰ってこないとわかると安心したという話もありました。

院内差別と病院間差別

　全体が一丸となって闘っていた病院がほとんどですが、大きい病院では院内差別もあったそうです。

東京都・11年目 看護師
「うちの場合、コロナ病棟の看護師が着るナース服は、クリーニングしやすい別製品になっているんです。そのせいで、病院の廊下を歩くと『あのコ、コロナ病棟よ』みたいな扱いを受けるんです。ロッカーで別病棟の看護師と一緒になったとき、あからさまに距離を置かれました。まさか院内でも差別されるなんて……」

栃木県・21 年目 看護師

「他の病棟に行ったら、モーゼみたいになりましたよ。私が来ると、他の
スタッフがサササって避けるんですよ（笑）」

　院内クラスターが発生した病院では、大事なときに最前線に立つこと
ができなく忸怩たる思いを抱いていた看護師が、復職したときに新型コ
ロナ患者扱いされ、そのまま心が折れてしまったケースもありました。

　また、職員で最初に PCR 検査結果が陽性となった場合、あたかもそ
の人が感染源であるかのような扱いを受けることがありました。実際に
はその人も誰かから感染を受けたわけで、多くの場合、発熱患者から感
染曝露を受けているわけです。しかし、「当院の職員から感染者が出て
しまって恥ずかしい限りだ」と言ってしまう上層部もいたそうです。コ
ロナ病棟で働く看護師に対して、それは絶対言っちゃいけないことです。

　病院間での差別もあります。「あそこの病院は新型コロナ患者を受け
入れているから危険ですよ。うちは新型コロナを受け入れていないから、
キレイです」などと言う医師もいました。感染症をキレイ・汚いという
切り口で見ている医師がいることが残念でなりません。

新型コロナは治ったけど、会社は辞めた

　新型コロナ患者さんに関する差別もあります。

　ある集団の中でクラスターが発生したとき、誰が誰にうつしたかは、
わからないことのほうが多いのですが、小さなコミュニティではよく
「犯人さがし」がおこなわれます。保健所がおこなっていた「接触者追
跡（コンタクト・トレース）」と、小さなコミュニティでの「犯人さが
し」はまったく意味が違います。前者は感染拡大を防ぐためのものです
が、後者はただのイジメです。よく、「あの子からインフルエンザがう
つった」と批判的な言い方をする親がいますが、とても近視眼的な意見

だと思います。

　ある会社でクラスターが発生してしまい、同僚がたくさん感染した事例がありました。そこの会社員の一人であった男性は、当初、同じ職場内で風邪が流行っていたので、それをどこかでもらったのだろうと思っていました。その後、職場の複数人が新型コロナと判明しましたが、基礎疾患があったため、入院になったのは彼だけした。

　そして彼がいない間に、会社では「一番重症度が高かったあの人が発端だろう」という結論になっていました。回復した後、会社に戻っても「まだ咳があるみたいだから1～2ヵ月休んだらどうだ」とやんわり出社を拒否され、最終的には「君から新型コロナが広がったせいで、社内は大変だったよ」と複数の人から言われるありさまだったそうです。

　その後、彼はその会社を辞めてしまいました。

コロナは3つの感染症

　日本赤十字社では、"負のスパイラル"を断ち切るためのガイド「新型コロナウイルスの3つの顔を知ろう！～負のスパイラルを断ち切るために～」 **図** [2)] を出していますが、第2、第3の"感染症"を本当に痛感させられた新型コロナでした。

　歴史をひもといても、HIV感染症、逆にハンセン病など、感染症の歴史は差別と共に歩んでいることがわかります。目に見えない不気味な存在だから、疫病はいつの時代も差別対象になっていたのでしょう。

　私たちコロナ病棟の医療従事者は、新型コロナウイルスと闘うことよりも、人間から疎まれ忌み嫌われることのほうが怖いのかもしれません。

　自分は安全域にいる。それを脅かす何かがあれば、それを異物として排除して、安心を得ようとする。これが人間の本能なのだろうと思います。だから差別はなくならないのです。しかし、こうやって差別が問題であると認識できるのもまた、人間なのだろうと思います。解決できる

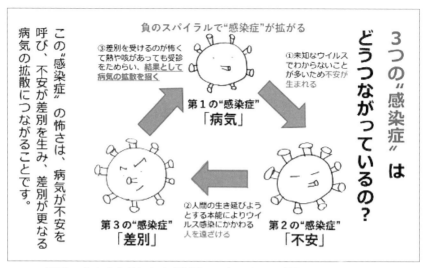

負のスパイラルで"感染症"が拡がる

③差別を受けるのが怖くて熱や咳があっても受診をためらい，結果として病気の拡散を招く

①未知なウイルスでわからないことが多いため不安が生まれる

第1の"感染症"
「病気」

②人間の生き延びようとする本能によりウイルス感染にかかわる人を遠ざける

第3の"感染症"
「差別」

第2の"感染症"
「不安」

3つの"感染症"はどうつながっているの？

この"感染症"の怖さは、病気が不安を呼び、不安が差別を生み、差別が更なる病気の拡散につながることです。

図 日本赤十字社による「新型コロナの3つの顔」（文献2より引用）

方法は、「無知の知」です。新型コロナについて知らないことがたくさんあるなら、勉強して知識を得る。そうすれば、デマや噂に扇動されずに自分の意見を持つことができるはずです。

引用・参考文献
1）日本医師会．新型コロナウイルス感染症に関する風評被害の緊急調査（定例記者会見2021年2月3日）．https://www.med.or.jp/dl-med/teireikaiken/20210203_4.pdf
2）森光玲雄監．新型コロナウイルスの3つの顔を知ろう！～負のスパイラルを断ち切るために～．日本赤十字社新型コロナウイルス感染症対策本部．2020．https://www.jrc.or.jp/saigai/news/pdf/211841aef10ec4c3614a0f659d2f1e2037c5268c.pdf

06 「寄せ集め」のコロナ病棟!?

コロナ病棟ができるまで

多くの病院のコロナ病棟は、施設内で寄せ集めた人員でできたものです。がん病棟をすべてコロナ病棟に変えるわけではなく、1つコロナ病棟を作って、各病棟からスタッフを集めるようなパターンが多かったと思います。

大阪府・28年目 看護師
「病棟の運営自体が手作りというか、本当にその場で機動的に決めていかないといけなくて。リーダー会でいろいろ意見を出すんですが、でも結局コロナ病棟って"仮設病棟"じゃないですか。今だけの刹那的なもの、という感じ」

コロナ病棟は、ずっと続く病棟ではなく、パンデミック時だけの病棟です。しかも、多くの病院では期間限定でコロナ病棟に従事することが多く、途中で看護師がガラリと配置換えされたりします。なので、よくも悪くもサバサバしてしまう。なんだか虚しいという気持ちがあって、やりがいを通り越して、業務的になってしまう部分はあったようです。

東京都・11年目 看護師
「当院は、酸素を吸って喀痰吸引が必要な患者さんが多く、スタッフはアイガードの上からフェイスシールドもつけていました。顔が見えないし、みんな胸のところに養生テープにマジックで名前を書いた名札をつけているんですが、誰が誰だかわからないこともある。患者さんからしてみたら、みんな同じ格好で、表情も見えないんですよね。仮面舞踏会じゃないけど、なんか看護師としてのアイデンティティみたいなのが薄くなってしまっていた気がする」

フローレンス・ナイチンゲールは、「看護とは新鮮な空気、太陽光、

あたたかさ、清潔さ、静かさを適切に保つこと」と言っています[1]。看護のためには環境整備が重要ということです。異質な空間で、異質な格好をしているので、患者さんも医療従事者も新型コロナを治そうというところに重きを置いて、普段の環境整備にまで気が回らない傾向があるのかもしれません。コロナ病棟であっても看護の基本が重要なのですね。

異なるジャーゴン

「大阪府コロナ重症センター」はまさに上記のごとく「寄せ集め」を体現したような施設で、大阪府内の集中治療経験がある看護師を中心に人員を募集し、見知らぬウイルスと闘う傭兵団のような雰囲気でした。集中治療の経験がある看護師ばかりでしたから、傭兵は傭兵でも、魔王と戦う勇者くらい強い傭兵です。

ここに赴任した看護師数名にも話を聞くことができましたが、興味深かったのがそれぞれの病院で使っているジャーゴン（隠語）が違うことでした。

大阪府・20年目 看護師
「『シリポンとってください』って言われて、え? シリコン? と思いました」

どうやらシリンジポンプのことをシリポンと呼ぶ施設があるらしく、普段使っているジャーゴンが通じないということはよくあったそうです。また、赴任当初はカテーテルの固定方法や物品の使い方など、各施設の看護師の知識やテクニックを披露する場になっていたとか。

大阪府・18年目 看護師
「いろいろな施設から看護師が来るから、『船頭多くして船山に上る』状態にならないかなと不安でしたが、職場の雰囲気はよかったと思います」

集うアベンジャーズ

福岡県・5年目 看護師

「コロナ病棟に、院内の戦力を総動員してまさにアベンジャーズですよ。最強メンバーを全員投入したので、病棟のマニュアルがわずか3日で完成した（笑）」

　病棟立ち上げ初期は、使命感のある看護師がたくさんいた施設も多く、これまで経験したことがない、感染対策や重症患者の看護をどのようにすすめていくか、中堅看護師が引っ張ってくれました。

　グリーンゾーンのものをレッドゾーンに入れてしまうと、それを出すことができません。これまで簡単にできていたことも、一つ一つハードルが出てきます。細かい部分まで、現場の看護師たちがああでもないこうでもないと議論して、病棟のマニュアルを作成していました **写真**。

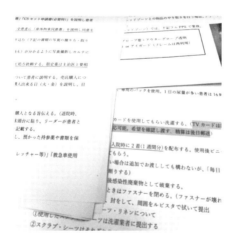

写真 著者所属施設の病棟マニュアル

引用・参考文献
1）F. ナイチンゲール. 薄井坦子ほか訳. 看護覚え書：看護であること看護でないこと. 改訳第7版. 東京, 現代社, 2011, 308p.

06

「寄せ集め」のコロナ病棟!?

07 ずっとレッドゾーン！

医療従事者ごとの不公平

　私の勤務する病院は、最大60床のコロナ病棟を運用していましたが、レッドゾーンに入る人数を減らしたいというICTとしての立場もあり、職種によってかなり不公平になることは想定していました。

　特に看護師はケアの最前線にあたるので、一番キツイ立場に置かれることは必至でした。清掃業者もかなり高い値段を提示してくるので、レッドゾーンの清掃まで看護師がおこなうという、激務だったのです。

　では、医師はどうだったでしょうか。当院では当初、3人で患者全体を診る「3人チーム医師制」で診療していていました。しかし、コロナ病棟の増床もあったため患者数が多くなって、途中から管理しきれなくなってしまいました。そこで、1人の医師あたり2~3人のコロナ患者を診る「主治医制」に切り替えたのですが、こうなるとたくさんの医師がレッドゾーンに入ることになります。それは極力回避したいという意見も出てきました。医師は外来業務や内視鏡業務だけでなく、他の病棟も回る分、医師自身が感染源になりやすいからです。

　当院ではパンデミック初期からビデオチャットソフトで医師がリモート診察できるシステムを導入しました。それはそれでよかったのですが、「医師はリモート診察ばかりでレッドゾーンで診察しに来ない」という意見もありました。看護師がタブレットを患者さんのところに持っていって起動させないとリモート診察はできませんし、耳が遠い高齢者ではそもそもリモート自体が難しいというハードルもありました。

東京都・11年目 看護師

「医師は外来や他病棟の業務もありますから、なかなかレッドゾーンに入れないのも理解できます。でも、ものすごく忙しい時間帯に『タブレット画面をもっとちゃんと見せて』と言われるとカッチーン！とくることもありました」

兵庫県・21年目 看護師

「やはり、他部門の医療従事者が全然来ませんでした。不公平感はありましたね」

　今回のヒアリングで、リモート診察を導入している施設はそこまで多くありませんでしたが、やはり職種によってレッドゾーンに入る時間が異なる現状がみえてきました。ずっとレッドゾーンに入ってECMOや人工呼吸器を触っている集中治療医を除くと、軽症・中等症病床では、外から医師が指示を出すという構図が目立ちました。ビデオカメラ映像とグリーンゾーンの監視モニターで病態を把握し、トランシーバーでレッドゾーンの看護師に指示を送る医師もいたそうです。

　いや……、「医師は司令塔」なんて言い方することがあるけど、それって、戦場でガチの司令塔がやってるヤツやん！

　もちろん、レッドゾーンに入らない医療従事者を作るという意義はあるのですが、そうなるとレッドゾーンに入っている医療従事者の負担が相対的に増えますから、心理的に「周囲に協力してもらえない」という疲労感と孤立感は強くなっていたのかもしれません。

　レッドゾーンに入って話をしたくても、外来業務などがある医師に対して病院がそれを是としていない場合もあって、医師自身、ジレンマを感じる場面もあったと思います。

東京都・11年目 看護師

「うちの場合、4時間くらいレッドゾーンに入りっぱなしになるんですが、先輩はオムツつけて入っていました（笑）。私は我慢する派でした。一番しんどいのは、喉が渇いたときにすぐに補給できないところですね。あー飲み忘れてレッドゾーンに入っちゃったーというときもありました」

大阪府・7年目 看護師

「これ（PPE）をつけていると、緊張感のせいか、時間の感覚がなくなってくるんですよ。さっき10時だったのに、部屋の清掃をしたら、お昼だったとかよくある。一つ一つにものすごく時間がかかってしまう」

　看護師は、レッドゾーンに時間で区切って入っている施設もあれば、通常の病棟業務と同じく昼ごはん以外ぶっ通しでレッドゾーンに入っている施設もありました。「はじめに」にも書いたように、最前線に立っているのは、どの職種よりも看護師であるため、コロナ禍においては、医師ではなく看護師にもっとスポットをあててほしかったというのが私の気持ちです。

大阪府・7年目 看護師

「寝ると、今でも夢の中でレッドゾーンが出てきます（笑）」

打ち砕かれた「今だけだから頑張ろう」

　第1波のときはそこまで患者さんの数が多くなかったのですが、波を経るごとに患者さんの数が増えてきて、看護師の疲弊が目に見えてきました。「大丈夫、今だけだから、頑張ろう」と互いに声をかけ合い、波を乗り越えてきました。しかし、第4波、第5波ともなると、その期待が打ち砕かれてしまいました。

「このまま収束するのかなって思っていた時期もありましたが、新しい治療
　法もないし、ワクチン接種がまだのときでしたから、人流が増えれば、そり
ゃ感染者も増えますよね。当たり前の現象なのですが、淡い希望を持っていたのですが、
あっけなく崩れました」

　第3波の頃から、おそらくこの感染症の収束にはワクチンしかないだ
ろうと感じていました。当時治療法として確立されていた、レムデシビ
ルもデキサメタゾンも、根治させるためのものではありませんでした。
ウイルスと患者さんとの闘いを手助けするくらいのものです。しかし、
SARS、MERS の頃から研究されてきた mRNA ワクチンは、かなり効
果が高いだろうということが2020年の後半に明らかになりました。

　176ページにも書いていますが、「おそらくコロナパンデミックの後
半は、インフォデミックとの闘いになるだろう」――私はそう思ってい
ました。

07

ずっとレッドゾーン！

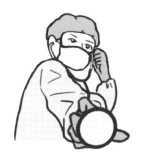

●レムデシビル　もともとエボラ出血熱の治療薬として開発されていた抗ウイルス薬。コロナウイルスを
　含む一本鎖 RNA ウイルスに抗ウイルス活性があります。
●デキサメタゾン　通常の診療でも用いられていたステロイド製剤の一つ。呼吸不全を合併している新
　型コロナに対して、死亡率を減少させる効果が示されました。

08 コロナ手当があるので、給料が増えた……と思いきや!?

ボーナスカット！

　看護師の求人・転職情報サイト『看護のお仕事』では、看護師1,722人に「新型コロナウイルス感染症拡大を受けての労働環境に関する実態調査」を実施し、新型コロナ患者さんに直接かかわる看護師の50%超は、給与が減ったことを明らかにしています **図** [1]。また、コロナ禍前と比較して業務が多忙になったと感じる看護師は約7割に上りました。

　——つまり、「コロナ病棟で勤務して」、通常より「忙しくなった」のに、「給料も下がった」ということです。三重苦ですよ！ コレ！

東京都・14年目 看護師
「夏も冬もボーナスが10万円くらい減りました。新型コロナで頑張っているのにひどい仕打ちだと思います。経営が厳しいのはわかるんですが……」

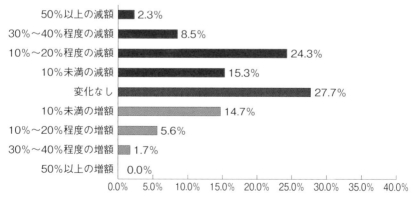

図 コロナ患者に直接かかわる業務に従事する看護師における給与変化の割合

（文献1より引用）

40

「夏のボーナスゼロ」に対して、看護師400人が一斉に退職の意向を 示したという某大学のケースは記憶に新しいです。国公立は特にその傾 向が顕著だったのですが、一部の私立病院でも収益減により給与の補填 が難しいということで、ボーナスをカットに踏み切ったところもありま した。大阪府でも、いくつかの病院で労組から「適切な手当が支給され ていない」と声があがりました。

国からはコロナの重症・中等症患者を診る病床に対して1日4万1,000 円の補助や医療従事者に対する特別給付金も支給されていたものの、病 院の収益を回復させるほどの額には至っていません。調査によると、約 4,400病院のうち、2020年冬季ボーナスを満額支給できた病院は約6割 にとどまりました[2]。

大阪府の場合、クオカードやマクドナルドの優待券などがもらえた地 域もありました。クオカードは今もコンビニの買い物で使用しています。

掃除もリハビリも看護師！

東京都・11 年目 看護師
「お風呂掃除もトイレ掃除も看護師でやっていました。コロナ手当だけでなく、もうちょっと手当を細分化して厚くしてほしかったですね」

兵庫県・8 年目 看護師
「朝の申し送りが終わったら、まずコロナ病棟の清掃から開始です。廊下の手すり、ドアノブなど、徹底的に清掃します」

　レッドゾーンに看護師が入る場合、1 日何時間にも及ぶわけですが、それでも「危険手当」という形の日当支給は、どの職種も一律同じです。コロナ病棟で厳格な公平さを求めるつもりはありませんが、私個人としては「レッドゾーン勤務 1 日あたり○円」などのようなざっくりとした区切りでなく、「レッドゾーン△時間あたり○円」のように歩合制にすればよいと思っていました（病院ベースでそうしているところもあるかもしれませんが）。

兵庫県・2 年目 看護師
「退院がたくさん出ると、清掃が大変。カーテンつけかえて、引っ越し終わったー！ みたいな変なテンションになる」

　清掃業者と委託契約している病院もありましたが、つなぎの防護具（タイベック®。71 ページ参照）を着て掃除するだけで、1 日何万円もとられる業者が多く、コスト的な側面からレッドゾーンの看護師に掃除をお願いする病院が多数派でした。
　また、コロナ病棟でのリハビリに積極的な病院はともかく、多くの病院ではリハビリをまともにおこなえない状況で、看護師がリハビリを提

供していました。

　「犠牲なき献身こそ真の奉仕」というのは、フローレンス・ナイチンゲールが残した言葉です。看護は自己犠牲じゃありません。また、看護師は、最前線で何でもやってくれる便利屋さんではありません。誇り高き専門職、国家資格です。

引用・参考文献
1）看護師の求人・転職情報サイト：看護のお仕事. コロナ患者に直接関わる看護師の50％超が給与減【看護師の労働環境に関する実態調査】. https://kango-oshigoto.jp/media/article/3347/
2）日本病院会ほか. 新型コロナウイルス感染拡大による病院経営状況の調査（2020年度第3四半期）—概要版—. 2021. https://ajhc.or.jp/siryo/20210216_covid19ank.pdf

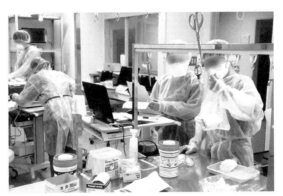

~レッドゾーンのナースステーションの様子~

09 看護師のメンタルを守れ！

看護師、女性の抑うつ症状のリスクは高い

　全国的にも、一番懸念されたのは看護師のメンタルです。最前線に立つ看護師が疲弊してしまうことは当初の中国の状況を見ても明らかでした。

　実際、2020年4月から5月にかけて、都内の総合病院に勤務する方を対象とし、不安、抑うつ症状について聞き取り調査[1]をおこなったところ、848人の医療従事者（医師104人、看護師461人を含む）の10％が中等度から重度の不安障害を抱えており、28％が抑うつ症状を抱えていることがわかりました。抑うつ症状のリスク因子のうち最大のものは、「看護師であること」という悲しい結果でした。海外の調査でも、医師よりも看護師のほうが、また男性よりも女性のほうが抑うつや不安症状のリスクが高いと報告されています[2]。

大阪府・17年目 看護師
「大きなクラスターは起きなかったけれど、一つ一つの判断、感染対策が間違っていなかったのか不安だった」

奈良県・21年目 看護師
「辞めたい気持ちはありました。でも、自分よりもっと頑張っている人がいて、ギリギリの人数で回している現場から去ることができなかった」

離職の現実

　メンタルサポートがあってもなくても、一定数の看護師は離職に至ってしまうのが現場です。これは、実際働いてみたら現実は違った、というリアリティショックによるものです。ただ、新型コロナの場合、同僚

とのコミュニケーションが希薄になる傾向にあり、特に新人看護師のメンタルサポートが届かない部分があります。

日本看護協会が毎年実施している全国8,200あまりの医療機関を対象とした聞き取り調査[3]によると、1年間の看護職員の離職状況は、看護職員全体で11.5％と前年度から増加しており、離職率が20％以上だった病院は全体の21.2％にのぼり、前年度の約2倍という厳しい状況が明らかになりました（図）。

離職を防ぐのは、目の前の患者さんのケアや周囲のスタッフが大変になるから、という側面もありますが、病院の収益を落とさないという大事な目的もあります。離職が進むと結果的に病院の収益は落ちてしまうのです。

さて、つらいこともたくさんありますが、若手看護師の中には、これがチャンスとばかりにいろいろな技術や知識を吸収できた人もいました。

兵庫県・2年目 看護師
「こんな新興感染症に立ち向かうなんて経験、もしかしたら二度とできないかもしれません。こんなにOJT（On-the-Job Training）でたくさん勉強できるのは、貴重だと思っています」

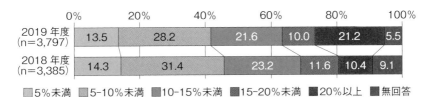

	0%	20%	40%	60%	80%	100%
2019年度 (n=3,797)	13.5	28.2	21.6	10.0	21.2	5.5
2018年度 (n=3,385)	14.3	31.4	23.2	11.6	10.4	9.1

■ 5%未満　■ 5-10%未満　■ 10-15%未満　■ 15-20%未満　■ 20%以上　■ 無回答

（図）**正規雇用看護職員の離職率（病院ごと）の分布**（文献3より引用）

● リアリティショック　新たに職についた労働者における期待と現実との間に生まれるギャップに、衝撃を受けること。
● OJT（On-the-Job Training）　看護師の上司・先輩らと実際に一緒に仕事をするなかで、業務上必要な知識・技術・技能を身につける教育訓練手法。

引用・参考文献

1) Awano, N. et al. Anxiety, Depression, and Resilience of Healthcare Workers in Japan During the Coronavirus Disease 2019 Outbreak. Intern Med. 59(1), 2020, 2693-29.
2) Shaukat, N. et al. Physical and mental health impacts of COVID-19 on healthcare workers: a scoping review. Int J Emerg Med. 13(1), 2020, 40.
3) 日本看護協会. News Release 2020 年 病院看護実態調査結果：離職率は看護職員 11.5%、新卒 8.6% に上昇 二交代制勤務の平均夜勤回数が増加. 2021. https://www.nurse.or.jp/up_pdf/20210326145700_f.pdf

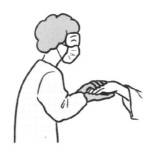

10 当たり前の看護ができなくなった

できない「自分たちの看護」

コロナ禍において、「これまでと同じように100％の看護が提供できていたか」と問われると、「NO」と答える看護師が多いでしょう。医師も同じで、満足がいくほど診療できていたとは思っていません。

パンデミック当初、懸念されたのはやはり医療従事者への曝露リスクです。フルPPEで対応しているため、そうそう感染することはありませんが、ケアに躊躇してしまう医療スタッフが多かったのは事実です。

東京都・10年目 看護師
「曝露リスクが高いケアは最小限にしなければいけなかったし、隔離された状態にあるたくさんの患者さんを同時に受け持つのは難しかったです」

奈良県・21年目 看護師
「感染防御のために、できるだけケアの数を減らそうみたいな風潮があった気がする。自分たちの身を守るというのを言い訳にして、看護の質が落ちるのは避けたいと思った」

多くの看護師が口にしたのは、「これまでやっていた当たり前の看護ができなくなった」という言葉でした。PPE装着に時間がかかりますし、グリーンゾーンからレッドゾーンに急いで駆けつけたくてもなかなか行けない場面がありました。

大阪府・13年目 看護師
「褥瘡が増えましたね、あれはショックでした……。絶対作らないぞ！って思っていたのに」

高齢者の新型コロナ患者さんが増えてくると、やはり看護必要度が上がってきます。認知症や寝たきりの患者さんもいるのですが、そのケアに割ける時間が減ってしまいました。褥瘡は患者サイドの要因で起こるものなので、決して看護師のせいではないのですが、「作ってしまった、ガーン」という人が多かったようです。

　また、本来なら退院できる状態にあるはずの患者さんが自宅退院できなくなるケースもよくありました。リハビリがフルで入っている病院はともかく、ADL の立ち上がりがかなり悪いのが新型コロナの特徴で、特に高齢者の場合、元の生活に戻れないということがしばしばでした。もちろん、これは高齢者の肺炎全般に及ぶ社会的問題でもあるので、新型コロナに限った話ではありませんが。

現場を悩ませた「面会禁止」

　さらに現場の看護師を悩ませたのは、家族面会ができなくなったことでした。コロナ禍では病院全体で面会ができなくなりました。一部の緩和ケア病棟や小児科などではやむをえず許可している施設もあったと思いますが、ほとんどの病院では「完全面会禁止」でした 写真 。

　そこで導入されたのが「タブレット面会」です。本当に、アップル社さまさまです。21 世紀、すごいものを開発してくれたもんだぜ、と思いました。直接面会するのと比べて、温度感がまったくない無機質な面会になってしまうのが残念ですが、感染リスクなしに対面で会話する方法は、これしかありませんでした。

　実際にタブレット面会をおこなった家族へのアンケート[1] では、「本人の様子がわかってよかった」「今後の心構えをする大切な機会になった」などの意見が聞かれました。また、タブレット面会導入後の医療スタッフに対するアンケート[1] では、「患者さんの家族の精神面のケアや家族看護の実践の場になった」というポジティブな意見もありました。

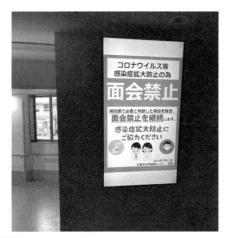

写真 患者との面会禁止を通知する院内モニター

　濃厚接触者や感染者が出てしまい、家から出ることができなくなった家族さんがおられる場合、自宅からオンライン面会ができるシステムを使っていた施設もあります。

愛知県・4年目 看護師

「オンラインビデオ通話を自宅の患者家族とつなげたら、濃厚接触者や感染者が一族で会食中だったのでびっくりしました（笑）」

　医療従事者としては、家族に少しでも会わせてあげたいのが本心なのですが、面会を容認しすぎて病院内の新型コロナ感染リスクが上がってしまっては元も子もありません。「こういう場合に限っては面会可能とする」と例外があだとなってしまい、蟻の一穴からクラスターが出てしまった病院も複数ありました。

引用・参考文献
1）渡慶次果奈ほか. COVID-19 に対する面会制限中の ICU おけるタブレットを使用した面会の導入. 第1435回千葉医学会例会 / 第35回千葉集中治療研究会. 2021. https://www.m.chiba-u.jp/dept/eccm/files/9816/1066/8800/35th_proceeding.pdf

11 家族の最期をタブレットで見送る

画面の向こうの愛する家族

東京都・19年目 看護師
「こういう看護ができたらいいな……っていう理想があるんですけど、それが全部打ち砕かれちゃいましたね。特にお見送りのとき」

　もともと腫瘍内科病棟で働いていた19年目の看護師は、2020年9月からコロナ病棟に配属になったそうです。がんのケアは、時間をかけておこなうことが多いです。身体的なケアだけでなく、精神的・社会的ケアも含め、その人の置かれた状況などをつぶさに把握していきます。

　——しかし、新型コロナはそうはいきませんでした。亡くなるまでの時間がとても短いのです。典型的なパターンは、感染してから1週間で肺炎が悪化して入院し、その1週間後に亡くなるという症例です。

東京都・19年目 看護師
「死亡確認の後、看護師でエンゼルケアをして、納体袋にご遺体を入れて（場合によっては棺の中に入れて）、しばらくたって火葬場で焼かれ……、家族と対面するのは骨になった後ということもパンデミック初期はよくありました。最近では、遠目に透明の納体袋に入った故人に、家族が面会するという手法が主流ですが、パンデミック初期は、本当にまったく会えないまま火葬されていましたね」

　新型コロナは通常発症後10日、人工呼吸器装着患者さんは発症後15日もすれば、感染性はほとんどなくなります。多くの死亡例が発症後10日を超えているケースであったため、個人的には死亡退院のときには感染リスクはほとんどないと思っているのですが、そう簡単に割り切れる問題ではなく、フルPPEで対応することになります。

パンデミック初期は、新型コロナ患者さんが死亡した際、どこの葬儀屋さんが対応してくれるのかわからないという混乱がありました。大手の葬儀屋さんは、比較的迅速に動いてくれたと思います。

大阪府・11年目 看護師
「エンゼルケアしているときに、床頭台の引き出しから小学生くらいの男の子の写真が出てきて。ああ、こんなかわいいお孫さんがいるんだって知りました。患者さんのお見送りのとき、とても豪華な棺桶に入っていらっしゃったんです。奥さんが『夫は家具職人だったから、桐の棺桶にしてあげようって思って』とおっしゃっていて、生前の患者さんのことを私たちは何も知らなかったんだなぁって知って、涙が出てきました。コロナ病棟では、こんな看護したいわけじゃないって思っていた人も多かった。なんだか悔しかったです」

レッドゾーンでPPEを着ていると、フェイスシールドとマスク越しに見える患者さんは、なんだか別世界にいる人のように思えることもあったそうです。物理的な距離はとても大事で、特に直接ケアにあたる看護師にとっては、患者さんから得られる「五感」の情報がPPEによって遮断されていた弊害が大きかったと思います。

何より「時間を作って患者さんのそばにいてあげられなかったことがつらい」と多くの看護師が回答していました。

愛知県・21年目 看護師
「亡くなる直前であっても、当院はタブレット面会でした。血圧が低下した下顎呼吸の患者さんの耳元にタブレットを持って行って、そこから家族が呼びかけているタブレットの裏で、悔しくて涙を流していました。コロナ病棟じゃなければ、こんな看取りじゃなかったのに」

兵庫県・13年目 看護師

「重症患者さんが多く、毎日のように臨終に立ち会いました。本人のスマホや病棟のタブレットなどを使いながら、臨終期にタブレットを持ち、家族の患者さんへの呼びかけを聞いていると胸が張り裂ける思いでした。そこまで深く鎮静がかかっていなければ、患者さんに家族のボイスメッセージを聞かせると、うなずくんですよね。看護師が、本人のスマホから『通じてますよ。届いてますよ。うなずいてくれていますよ』と返していました」

　病院によっては「亡くなった後、遠目に直接会う」「原則タブレット」「透明の納体袋に入れてビニール越しに面会」など規定があったと思いますが、コロナ病棟からの退院時に、患者さんに直接触ることができた家族はほぼいないと思います。

　看護師の数が足りなくて、レッドゾーンの外で休憩中だったとき、心拍数が急速に低下していく患者さんがいても、急いでフルPPEを装着して中に入ろうにも数分時間がかかってしまいます。

神奈川県・5年目 看護師

「頑張って病室に入ろうとPPEを装着していたんですが、その間に心停止になりました。独りで逝かせてしまいました。今でも思い出すと、涙が出ます。ごめんなさいって」

制限されたエンゼルケアと最期の時間

　エンゼルケアもかなり制限されていて、ほとんどすっぴんの状態で火葬場に向かわれた患者さんもいます。実際、新型コロナによって亡くなられた方の整容をおこなう事業者はほとんどおらず[1]、医療従事者がど

●エンゼルケア　死後に行う処置、保清、お化粧など死後のケアのこと。

こまでできるか、というところにかかっていました。

兵庫県・21 年目 看護師
「陽性患者さんへのエンゼルケアは、ビニール袋にお湯と流し不要の洗浄剤を入れて、ガーゼで正式・陰部洗浄をおこないました。メイクは使い捨てのディスポメイクセットなどがなかったので、すっぴんでお願いせざるをえませんでした。それにしても、看護師をずっとやってきて、棺に入れるという経験は初めてでしたね」

　パンデミック当初、新型コロナの患者さんが亡くなった場合、24 時間以内に火葬していたところがたくさんありました※。そのため、家族が駆けつけると、もう骨になっていたなんてこともありました。

　新型コロナ以外にも感染症はたくさんあります。たとえば、インフルエンザ、結核、HIV 感染症ではそういう指導はしていませんし、遺族に感染を広げたという事例は耳にしたことがありません。遺体に触れることで感染する病原体といえば、エボラウイルスがあります。アフリカでは、遺体にキスをしたりハグをしたりする風習が、感染を広げています。

　感染症学的には、ご遺体からもう飛沫は飛ばないわけですから、24 時間以内に火葬する必要はありません[1]。通常のご遺体でも、24 時間以内の火葬は禁じられていますし、家族の対面を待ってもよいのです。

　また、新型コロナの患者さんが亡くなられるタイミングは、発症後時間の経過した状態であるため、そもそもウイルス量がかなり少なくなっていることは間違いありません。

　しかし現在でも、火葬場に家族が来場できないところもあるそうで、なかなか家族が「死」を受け入れられない事例も多いと感じます。

※通常、死後 24 時間以内の火葬が法律で禁止されていますが、指定感染症で死亡した場合は 24 時間以内でも火葬可能です。しかし、すみやかに火葬しなければならないという意味ではありません。

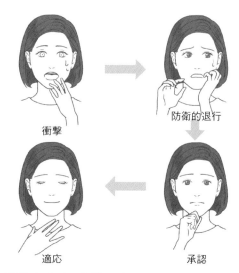

衝撃　防衛的退行　承認　適応

図 フィンクの危機モデル（文献2を参考に作成）

　患者さんの急死は、家族にとっての精神的危機です。家族にとって重大な喪失が引き金となって危機に陥った人が、それを乗り越えて受容するプロセスとして「危機モデル」が知られています**図**[2]。フィンクやションツは、危機モデルとして端的に示しています。エンゲル、ラマーズ、デーケンは危機プロセスを悲嘆のプロセスとして、コーンは障害受容のプロセスとして、そして最も有名なキューブラー・ロスは死の受容のプロセスとしてあらわしています**表**。コロナ病棟では、この受容まで過程において真ん中の2つがスッポリ抜け落ちてしまうのです。そのため、衝撃・ショックからどうにか適応にいたるしか道がありません。

大阪府・11年目 看護師

「亡くなりそうな親が入院していて、対面で面会できないことを残念に思っていた家族さんがいたのですが、奇しくもその方、新型コロナ肺炎になってしまいました。いろいろなところにお願いして、同じ病院に入院させてもらったんです。その後、コロナ病棟内で奇跡の面会を果たすという場面がありました。PPEを装着せず、親の手を握り締めて天国へ見送ることができました」

表 さまざまな受容プロセス

提唱者	受容のプロセス	コロナ禍で希薄になった部分		
フィンク	衝撃	防御的退行	承認	適応
	強烈な不安、パニック、無力状態	無関心、現実逃避、否認、抑圧、願望思考	無感動、怒り、抑うつ、苦悶、深い悲しみ、不安	不安の減少、新しい価値観、自己イメージ確立
ションツ	衝撃 - 現実認識 - 防御的退行		承認	適応
	ショック、強い不安、パニック、無力感、否認、逃避、願望思考、混乱		抑うつ、自己失墜感	希望、安定感、満足感
エンゲル	ショック - 否認		意識化	復元
	ショック、否認、抑うつ		悲しみ、不安、怒り、表面的受容	理想化、適応、現実的受容
ラマーズ	抗議		絶望 - 離脱	回復
	ショック、混乱	否認、怒り	苦悶、悲嘆、苦悩、抑うつ、無関心、あきらめ	
デーケン	抗議		絶望 - 離脱	回復
	精神的打撃・麻痺状態	否認、パニック、怒り・不当感、敵意・ルサンチマン、罪意識、空想	孤独感・抑うつ、精神的混乱・無関心、あきらめ	新しい希望、立ち直り、新しいアイデンティティの誕生
キューブラー・ロス	ショック	回復への期待	悲嘆 - 防衛	適応
	否認、怒り、うらみ、取引、抑うつ			受容

引用・参考文献
1) 新型コロナウイルス感染症により亡くなられた方及びその疑いがある方の処置、搬送、葬儀、火葬等に関するガイドライン（URL：https://www.mhlw.go.jp/content/000653447.pdf）
2) Fink SL. Crisis and motivation : A theoretical model. Arch Phys Med Rehabil. 48, 592-597, 1967

11
家族の最期をタブレットで見送る

12 帰れない患者、むくむ手足

退院できるけど退院できない

　第3波のときに顕著だったのが、「退院基準を満たしたけど退院できない」という新型コロナ患者さんの発生です。

　初期は新型コロナのPCR陰性を2回連続でみないと退院できないという縛りがあったのですが、2020年6月になって退院基準が緩和され、発症から10日経過して（人工呼吸器装着例は15日）、症状が72時間以上軽快していれば、退院できる仕組みになりました **表**。

　ところが、これは新型コロナに限らないことですが、「退院基準を満たしたはいいけれど、家族が『そんな状態で帰ってきてもらったら困る』と言う」という事例が出てきたのです。その際、医師として困ったのは、退院基準を満たしているのに、リハビリ病院・療養型病院が引き受けてくれないということでした。中には、新型コロナの後方支援病院として手をあげてくれているにもかかわらず、「PCR2回陰性を確認してからでないと引き受けできません」という病院もありました。

表 新型コロナウイルス感染症の退院基準（有症状者の場合）

人工呼吸器などによる治療をおこなわなかった場合
（1）発症日から10日間経過し、かつ、症状軽快後72時間経過
（2）発症から10日間経過以前に症状軽快し、症状軽快後24時間経過した後、PCR検査または抗原定量検査で24時間以上をあけ、2回の陰性を確認した場合

人工呼吸器などによる治療をおこなった場合
（1）発症日から15日間経過し、かつ、症状軽快後72時間経過（発症日から20日間経過までは退院後も適切な感染予防策を講じること）
（2）発症から20日間経過以前に症状軽快し、症状軽快後24時間経過した後、PCR検査または抗原定量検査で24時間以上をあけ、2回の陰性を確認した場合

「いやいや、退院時の PCR はいらんって国が言うてまんがな！」と、ちょっと関西弁で主張してみても、「規則ですので」ということで、なかなか取り合ってもらえませんでした。「後方支援してくれない後方支援病院」は、コロナ禍のあるあるでした。転院を引き受けてくれないため、新しい新型コロナ患者さんが入院できないという事態がよくありました。

　症状が軽快しても、PCR が陰性化するのは 30 日後だったりすることがよくあるので、新型コロナにかかった後に PCR を見る意味はまったくありません。それは感染性のないウイルスの残骸のようなものです図。

大阪府・11 年目 看護師

「毎日 PCR とっても陽性になるし、どこも引き受けてくれないので、困りました。鼻じゃなくて唾液で採取できたのが助かりました。あんなの鼻に毎日突っ込まれたら、気が狂いそう」

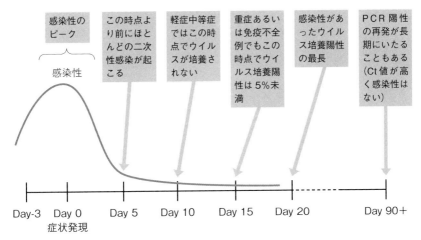

図 新型コロナウイルスの感染性 （文献 1 を元に作成）

リハビリして退院を目指せ！

　全国の理学療法士が働く現場に実施した「新型コロナウイルス感染症に関するアンケート結果」[2] によると、新型コロナウイルス感染患者を受け入れている施設においてすら、リハビリが実施されているのは20％あまりにとどまるという結果でした。

　決してリハビリスタッフがコロナ病棟に入ってはいけないというワケではないのですが、絶対に必要なケアにあたるかどうかという議論になったとき、リハビリが除外された病院は多かったのかもしれません。そのため、コロナ病棟では満足なリハビリが提供できないことがしばしばでした。

　もともとADLが悪かった患者さんが、新型コロナでさらにADLが落ちてしまい、血清アルブミン値が低下し、浮腫で体重が増えて、さらに看護が大変になって……という高齢者のケアでありがちな流れになってしまうこともありました。

> **兵庫県・21年目 看護師**
> 「介護的にもう限界だなあと思われていた矢先に感染して入院になった患者さんもいて、渡りに船、ではないけれど、家族が『もうそのまま療養型の病院か施設に入れてください』なんてケースもありました」

　しかし、新型コロナ患者さんの多くが看護師の介助や自己リハビリによって回復することができています。こりゃ酸素が必要かなと思っていた症例でも、ある日を境に酸素化がグッとよくなって、歩いて自宅に帰れるということもよくありました。

大阪府・11年目 看護師

「急に酸素飽和度が下がった患者さんがいました。『エエッ、また挿管かなぁ』と思いながら病室に行ったら、おばあちゃんがマニキュア塗っていた。回復してよかったです（笑）」

　マニキュアを塗ると、パルスオキシメーターの光の透過が悪くなって、酸素飽和度が低めに出るんです（168 ページ）。

引用・参考文献
1）Rhee, C. et al. Duration of Severe Acute Respiratory Syndrome Coronavirus 2 (SARS-CoV-2) Infectivity: When Is It Safe to Discontinue Isolation? Clin Infect Dis. 72(8), 2021, 1467-74.
2）日本理学療法士協会. 新型コロナウイルス感染症に関するアンケート結果. http://jspt.japanpt.or.jp/kanri/news/syoseki.html

12

帰れない患者、むくむ手足

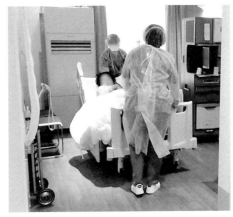

～新型コロナ患者さん入院の様子～

13 人手が足りない

湧いて出てくることはない「人手」

　コロナ病棟の対応にマンパワーがとられるため、まったく医療従事者の数が足りていないという施設ばかりでした。特に重症病床では、1人のケアに5人以上のスタッフが必要なケースもあり、何もないところから源泉のごとく人手が湧いてこないかと神様に祈りを捧げるレベルでした。

大阪府・5年目 看護師
「朝申し送りをしてくれた先輩看護師が、夜勤の入りでやってきてびっくりしました」

　実際には逼迫していたのは病院全体の3割程度であったと報告されています[1]が、コロナ病棟を有する病院では人手が足りなくて、みんな「キツイ、キツイ」と言っていました。

　自治体のトップが、新型コロナをあまり診ていない病院に「新型コロナを受け入れなさい」と命令すればいいのでは、と思われるかもしれませんが、国公立はともかく私立の病院にできるのは「要請」に過ぎません。要は「お願い」レベルです。

　パンデミック当初、私立病院の協力が得られないということで、国公立病院の医療従事者が不満の声をあげていましたが、一概に「非協力的だ」と批判されるものではないと思います。

　どこかの病院が新型コロナを集中的に診ているということは、それ以外の疾患が手薄になります。すべての病院が"コロナコロナ"してしまうと、救急や手術などの通常診療が回らなくなります。また私立の病院は国が全力で助けてくれるわけではありませんから、基本的に経営重視

60

です。コロナを診たはいいが潰れてしまった、では本末転倒です。

潜在看護師の起用

　人手不足を解消するため、「潜在看護師」を掘り起こそうという話がありました。実際、複数の応募があったそうですが、絶大な効果をもってコロナ禍に寄与したとはいえませんでした。それどころか、4月に入職して5月にバーンアウトしてしまい「いきなり潜在看護師」になってしまった新人看護師もいたそうです。

東京都・11年目 看護師
「『潜在看護師が病棟に来てくれたらいいですね』と言っていた後輩が、看護師をやめて潜在看護師になりました……」

　医師・歯科医師・薬剤師の3資格は、仕事をしているかどうかにかかわらず、2年に1度、国に対し住所や連絡先などを届けることが義務づけられています。これに違反した場合は、50万円以下の罰金という罰則規定があるのです。

　しかし看護師の場合、国への届け出は資格を取得した際に、氏名・生年月日・本籍地などを登録するだけで、住所や就業状況などは登録の対象になっていません。そのため、潜在看護師を掘り起こすのに、メディアを通して呼びかける以外に方法はないのです。

栃木県・21年目 看護師
「『あなたがコロナ病棟に行ってもらえないのなら、あの子にお願いするしかないわね』と言われ、小さい子をかかえている同僚に負担がかかると思って、コロナ病棟に行かざるをえなかった」

●潜在看護師　看護師の資格はあるが、現在職を離れている看護師のこと。

コロナ病棟を立ち上げるとき、我先にと手をあげて「やります」という人はいなかったと思います。病院から言われて、「じゃあやりましょうか」という感じだったのではないでしょうか。

東京都・14年目 看護師
「後輩の看護師は同棲を解消して、新婚の集中治療医は妻と子どもを里帰りさせて、結婚を考えていた同期の看護師は結婚を遅らせて、妊活していた先輩看護師は今年の妊娠を諦めました……」

医療従事者のこういう話はできるだけ聞きたくなかったのですが、実際にこういう声は複数ありました。その人のライフイベントにとって重要な、結婚や妊娠まで遅らせるような勤務体制はどうにか改善してほしいと思いました。医療従事者とて、人間ですから。

大阪府・5年目 看護師
「少ない人手でできるだけ病棟を円滑に回そうということで、大好きな先輩たちがみんなコロナ病棟に行ってしまったんです」

病棟で頼りにされている先輩看護師、そういう人は基本的に「デキる」看護師のことが多いためか、コロナ病棟に行ってしまうと、下の看護師たちが「行かないで—」という事態になるそうで。これは「コロナ病棟あるある」だったらしいです。

家族からの電話が多い

患者さんと面会ができないので、家族からの病状についての問い合わせが多く、これが看護師の人手不足に拍車をかけました。

北海道・4 年目 看護師：
「『毎日どういう経過なのか報告してください』と希望する患者家族がいて、
さすがにコロナ病棟のマンパワーのことも考えていただきたい、と思いました」

　私は新型コロナの患者さんの主治医になったときは、「2〜3 日に 1 回
程度電話を入れるようにします」と最初にお伝えしています。病院側か
ら定期的に連絡を入れないと、必ず家族さんから電話が入って、看護師
の負担が増えてしまいますから。
　しびれを切らした家族が、濃厚接触者に認定されているにもかかわら
ず病棟にやってくることもあったようです。

東京都・14 年目 看護師
「『お父さんの LINE に既読がつかないんですが』と家族から電話があっ
て、ベッドサイドに行ってみたら患者さんがせん妄のせいで、スマホを入れ
歯の消毒液に水没させていたことがありました」

引用・参考文献
1）日本看護協会.「看護職員の新型コロナウイルス感染症対応に関する実態調査」結果概
　　要. 2020. https://www.nurse.or.jp/nursing/practice/covid_19/press/pdf/press_
　　conference1222/01.pdf

13

人手が足りない

14 **新人看護師が直面した悲劇**

孤独なプリセプティ

コロナ禍で新人看護師が直面した悲劇がいくつかありました。特にプリセプティの立場にある看護師が、満足に教育を受けられないということがあったのです。

兵庫県・2年目 看護師
「プリセプターや先輩たちがコロナ病棟に行ってしまって、相談できる人があまりいなくて、孤独に思っている新人看護師もいたと思う」

2020年4月はコロナ病棟立ち上げでドタバタだったこともあり、中堅どころがゴソっと病棟から抜けたり、プリセプター看護師がわずか1～2ヵ月で病棟からいなくなってしまったり、教育システム自体がうまく回っていない施設がたくさんありました。もしかすると、こういうドタバタも新人看護師のバーンアウトに影響を与えたのかもしれません。

コロナ病棟で働いた若手看護師

コロナ病棟には2年目以降の看護師が配属されることが多かったのですが、それでもいきなりPPEを着て普段の看護をしろ、というのはなかなか至難の業です。それでも若手看護師にとっては、優しい先輩看護師に守られていることが救いでした。

●プリセプター制度　1人の先輩看護師（プリセプター）が一定期間、1人の新人看護師（プリセプティ）に対して、マンツーマンで臨床実践を指導する方法。

京都府・16年目 看護師

「若い看護師をレッドゾーンに入れすぎじゃないですかって上層部に進言し
たけど、人手が足りないから仕方ないって言われた。新型コロナ患者さん
の呼吸管理、重症患者さんのアセスメントの方法、ライン管理など、勉強会を開いて
若い看護師が困らないようにした。PPEを着てレッドの中に入ったら、みんな絶対頭が
真っ白になると思うし」

大阪府・21年目 看護師

「若い看護師で、率先してレッドゾーンに入ってくれるコがいるんですが、
たまには先輩面したいし、おばちゃんにも入らせてって思う（笑）」

しかし、コロナ病棟とは直接関係ない病棟では、人員不足のしわ寄せ
があって、普段やらない業務をまかせられる若手看護師もいました。

兵庫県・2年目 看護師

「コロナ病棟でたくさん上が抜けちゃったので、手術出しなんてしたことがな
い新人看護師が手術出しをして怒られるという、他病棟の逼迫もありました」

コロナ病棟の看護師の大変さはよく取り上げられます。しかし、コロ
ナ病棟によって逼迫を強いられた別の病棟の看護師も大変だったものの、
なかなかそこにスポットライトが当たることはありませんでした。

看護実習もオンラインに

2021年3月は、必修だった病院実習ができないまま卒業する看護学
生が多かったことが明らかになっています。大学4年生の臨地実習（必
修科目）について、全国の看護系大学265校を対象に2020年8月に調
査をおこなったところ、実習がすべて学内に変更になった学生が全体の
74.1％に上ることがわかりました**図**。そのため、2021年春入職の新卒
看護師は、実習ができなかったことに不安や劣等感を感じていることが

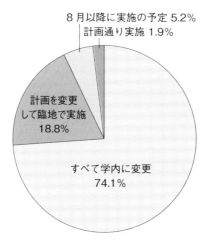

8月以降に実施の予定 5.2%

計画通り実施 1.9%

計画を変更
して臨地で実施
18.8%

すべて学内に変更
74.1%

［図］計画された実習の実施状況（文献1より引用・改変）

懸念されました。

　また、日本看護学校協議会共済会は、新型コロナの教育現場への影響を調べるため、看護学校や看護大学などの「看護職養成校」1,017校を対象にアンケートを実施したところ、回答があった731校のうち96.6%が病院での臨地実習を断られた経験があり、実習ができたとしても57.6%は学生の学修成果が例年に比べ減ったと回答しています[2]。

　すでに現場にいる医療従事者は、満足に実習を受けることができなかった看護師たちに「コロナ世代の看護師」というレッテルを貼るようなことはしてはいけません。自分の看護に自信が持てないと、早期離職のリスクが高くなりますので。

東京都・1年目 看護師

「私は2021年4月から外科病棟で働いています。病院実習があまりできなかったので、他の看護学校から来たコたちよりもできないんじゃないかと劣等感がありました。そんな私が、命を預かる仕事をしてもよいのか、悩みます」

同期から情報が得られない

コロナ禍では、部署や病院全体での新人歓迎会などは軒並み中止され、同期で集まることも制限されています。そのため新人看護師においては、職場内でのコミュニケーションや人間関係が例年に比べて希薄になってしまいました。どうしても孤立しがちになりやすく、精神的に参ってしまい、働き始めたばかりなのに休職している人もいるようです。

兵庫県・2年目 看護師

「同期ってすごく大事なんです。こういう手技教えてもらったよとか、ごはん食べながら共有するのが普通なのに。もう1年以上、そういうのをやっていないんです」

「事前にこういう勉強をすればいいよ」という情報交換もうまくいかず、いきなりOJT（→ 45ページ）で……ということも多かったのではないでしょうか。

また、全体の集合研修もかなり縮小されてしまった病院が多く、リーダー業務をこなさないといけない年代の看護師も、満足に経験が積めない状況だったそうです。

大阪府・30年目 看護師

「集合研修が難しい状況で、なかなか新人同士の意見交換なども難しい状況がありました。また、コロナ病棟の若手は経験項目が減り、リーダーの経験なども遅れてしまい、看護師自身も他部署の同期と比べて、経験ができない焦りもありました」

引用・参考文献
1) 日本看護系大学協議会. 2020年度看護系大学4年生の臨地実習科目（必修）の実習状況調査結果報告書. https://www.janpu.or.jp/wp/wp-content/uploads/2020/09/202009koutoukyouiku-houkokusyo.pdf
2) 日本看護学校協議会共済会. 新型コロナの影響、看護学校でも深刻：看護職養成校の新型コロナウイルス（COVID-19）感染拡大への対応に関する調査. 2021. https://kyodonewsprwire.jp/prwfile/release/M106476/202102161092/_prw_PA1fl_6T3Ik8co.pdf

14
新人看護師が直面した悲劇

15 世間とのギャップ、飲み会で感染した患者さんをみて

新型コロナのギャップ

私たち医療従事者が一般の人たちを話していて噛み合わないなと思う部分が、重症度についてです。テレビでは「今日の重症者は○人で……」と報道していますが、実は何をもってして重症なのかということは世間には知られていません。

SNS などで見かけたものをアレンジして掲載しますが 図 、私たち

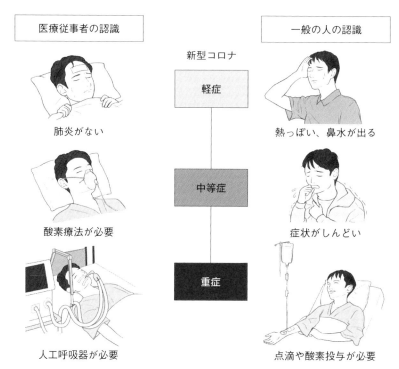

| 医療従事者の認識 | 新型コロナ | 一般の人の認識 |

軽症

肺炎がない　　　　　　　　　　　　　　　熱っぽい、鼻水が出る

中等症

酸素療法が必要　　　　　　　　　　　　　症状がしんどい

重症

人工呼吸器が必要　　　　　　　　　　　　点滴や酸素投与が必要

図 重症度別のイメージ

医療従事者が抱いている重症のイメージと、一般の人たちが抱いている重症のイメージはかなりかけ離れています。

大阪府・11年目 看護師
「若い女性患者さんが病室で家族に電話していたんですが、『今コロナで入院している。鼻から酸素を吸っているの。うん、重症だと思う。呼吸器つけてるもん……』って言っていました。それ重症ちゃうし、鼻につけてるのは呼吸器ちゃう!って思いました(笑)」

コロナ病棟から一歩外に出ると、街中では当たり前の日常が広がっています。このギャップに苦しんだ看護師は多かったと思います。東日本大震災や阪神大震災のときもそうでした。未曽有の災害で家を失った人がたくさんいるエリアから、電車で数駅離れるだけで繁華街に幸せそうな家族がいて、こんなにも違うものかと痛感した人が多かったそうです。

意識の高い人がネットでコロナ病棟のことを調べてくれるならともかく、普段生活していると「新型コロナは自分とは関係のないこと」と認識されているところがあって、どうも自分たちのやっている仕事が理解されていないのではないか、と思う看護師が多かったのです。

世間との圧倒的ギャップ

自粛要請がなされているのに、会食をして新型コロナにかかって入院してくる患者さんの多いこと、多いこと。これはタバコを吸っている人に起こる COPD、天ぷらを毎日のように食べている脂質異常症などと同じで、医療としては「やむをえない」側面だろうと割り切っています。

飲酒そのものが感染リスクを上げるわけではなく、やはり宴会や催しなどにおいて参加者が増えることと開催時間が長くなることによる、"総接触時間の増加"がみられることが一番のリスクであるとされています[1]。

実際、看護する側になってみると、なかなか優しくもなれないことだ

ってあります。

東京都・18年目 看護師
「外食も旅行もせず、家族にも我慢してもらっています。飲み会や会食で感染した患者さんに対応するとき、なんというか……理不尽さを感じます。私たちはずっと我慢しているのに」

大阪府・7年目 看護師
「大好きだったユーチューバーさんが、複数人集まってマスクしていないのを見ると、悪気はないんだろうけど、世間と医療従事者ってこんなにギャップがあるんだって思い知った。災害は、病院の中だけなんですよね」

兵庫県・2年目 看護師
「同窓会の案内が LINE で送られてきたとき、『こっちはコロナ病棟で働いてるのに! っていうか、同窓会やったらあかんやろ!』と、ちょっとイラッとしてしまいました」

愛知県・4年目 看護師
「『新型コロナになってやろう』と思ってかかっている患者さんはいないので、気持ちの面でもそこは責めないようにしました」

　少人数で行く食事が全部ダメというわけではなく、当初指摘されていた飲みの会のクラスター事例は、回し飲みをおこなったり、大人数が換気の悪い部屋で騒いでいたりしたものです。

　当院でも、基本的に同じ職場であっても飲食は控えるよう通達が出されていましたので、よく1年以上もみんな耐えているなと感心しました。

　コロナ禍が終わって、みんなで「3密」しながらお酒を飲める日がやってくるとよいですね。いえ、きっとやってきます。

引用・参考文献
1) 国立感染症研究所 実地疫学専門家養成コース（FETP）ほか. いわゆる「飲み会」における集団感染事例について. 2020. https://www.niid.go.jp/niid/ja/diseases/ka/corona-virus/2019-ncov/2484-idsc/9941-covid19-26.html

16 暑い、とにかく暑い

強制ダイエットスーツ

　冬はいいのですが、夏がとにかくやばい、コロナ病棟レッドゾーン。特に、ビニール製の長袖エプロンを着ている施設。心中お察しします。ビニールの内側にべっとり汗！！ひぃ！

　タイベック®は特に熱がこもるため、救急隊のみなさんは汗だくになって仕事をしていました（当初、救急隊はタイベック®着用が多かった）。とある研究では、タイベック®のPPEを装着した状態で、座位安静20分間・階段昇降20分・座位安静20分間のテストをおこなうと、体温が上昇し、汗で体重が200g以上減ることがわかりました[1]。こんなの、強制ダイエットスーツじゃねぇか！

北海道・17年目 看護師
「一度レッドゾーンに入ると、3時間くらいぶっ通しで入るんですが、基本的に水分補給はできません。夏場は地獄ですよ。コロナ病棟で熱中症とかシャレにならないです」

大阪府・28年目 看護師
「サウナスーツかって思いました。しばらくすると、袖口から汗が流れてくるんです。わたしは更年期障害がひどくて、冷房をガンガンかけてたら、若い子が寒いっていうんですよね……。冷房の温度は、レッドゾーンリーダー vs 若い子 vs 患者さんの総合判断で決定します。毎日がバトルです」

●タイベック®　アメリカのデュポン社が独自開発した高密度ポリエチレン不織布のことですが、つなぎで上下に着るタイプの防護具を指すことが一般的です。

16
暑い、とにかく暑い

ガンガンに冷房かけてもいいんですが、やはり患者さんが寒い思いをするのは忍びないですし、医療従事者が耐えるしかないのが現状です。

　ドライブスルーで PCR 検査をおこなっている医療従事者は、炎天下の中で個人防護具を着ているわけですから、冷房という緩和策が一切ありません。灼熱の太陽とガチンコ勝負です。

　知り合いの看護師で、変異ウイルスにより地獄のような惨状に陥ったインドで働いている人がいるのですが、恐ろしい気温で冷房も効かず、PPE を装着して 10 分で喉が渇く状態になるそうです。院内を歩くだけで、ヒットポイントが 1 ずつ減っていくらしいです（ロールプレイングゲームの毒の沼地か！）。あまりに暑くて、PPE も着脱も適当になり、医療従事者に多数の感染者が出ました。

兵庫県・2 年目 看護師
「寒気で布団をかぶりながら、『私が感染したせいで手間をかけてごめんね』と謝る患者さんもいました。患者さんのほうがつらいですよね、そう思うと気持ちが引き締まります」

意外によかった冷却スプレー

　高熱でうなされている新型コロナの患者さんではなく、病棟の中で彼らをケアする看護師自身が熱中症になるという本末転倒な事態も起こりえます。そのため、第 2 波の夏ですでにコロナ病棟に登場していたのが、衣服用の冷却スプレーです。PPE を着る前に、ブシャーっと体全体に冷却スプレーをかければ、1〜2 時間くらい「なんかいけるかも！」と思えるそうです。

　当院の場合、医師はそこまで長くレッドゾーンに入らないので、余っている厚手のガウンでいいんじゃね？ということで、むちゃくちゃ暑いガウンを着ていました。しかし、冷却スプレーをかけると、意外と気管

挿管が終わるくらいまでは涼しく処置できるんですよね。

奈良県・21 年目 看護師

「うちはタイベック®を着ているのですが、あれ本当に脱ぎ着が大変で。
PPE の中で一番暑いと思います。冷却スプレーもすぐに効かなくなります。
おかげで、サロペットジーンズがキライになりましたね」

　タイベック®を PPE として採用している病院は、冷却スプレーどころ
ではなかったようです。
　コロナ病棟の PPE の何が一番つらいかというと、汗がぬぐえないと
ころです。後、顔がかゆくてもかけない。特に目がむちゃくちゃかゆい
とき、ゴシゴシしようものなら、新型コロナウイルスが目に入ってきて
しまいます。

引用・参考文献
1）内田幸子ほか. 感染防護服着用時の生理・心理反応に関する研究. 繊維製品消費科学.
　62（1）. 2021. 44-53.

16

暑い、とにかく暑い

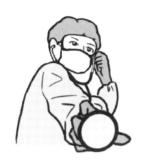

17 夜の街の患者さん……昼夜逆転！

「夜の街」の新型コロナ

　一時期、「夜の街」という言葉が流行するほど、飲食を介したクラスター追跡において、接客業が注目されました。要は、ホスト、ホステス、キャバクラ、ナイトクラブ、カラオケ、風俗などです。

　ほとんどの店舗では感染防止策として、「マスク着用」「入店時の手指衛生」「共用物品や設備の消毒」「入店時の体調チェック」「有症状時の出勤停止の徹底」「一度に滞在する客数の制限」「回し飲みやシャンパンコールの自粛」「可能な限りの換気」など、可能な対策をおこなっており、従業員も店舗の方針に従っていました。ただ、それでもやはり感染者が出やすいのは、「接客業」であるためです。3密を避けることが、なかなかできないのです。

　また、どれだけ気をつけていても酔っぱらってしまうと感染対策はおろそかになります。ホストクラブ・キャバクラにおける調査では、勤務中（19時～翌日2時）、アフターの時間帯（2～5時）、朝（5～10時）のそれぞれの時間帯で泥酔または酩酊になっている勤務者がそれぞれ21％、33％、30％と多いことが明らかになっています[1]。

東京都・10年目 保健師
「ホストやホステスの患者さんたちは、感染ルートが明らかになると店が営業停止になってしまうため、店長から口止めされて、何も話してくれませんでした」

東京都・11年目 看護師
「入院初日から昼夜逆転しているので、認知症のせん妄患者さんより対応がしんどかったです。昼間は寝ていますし、病院食も食べてくれませんし……」

多くの人は、「夜の街」関連の感染拡大について、ホスト特有の営業形態、大声でシャンパンコールをしたり、回し飲みや乾杯をしたりして感染を広げていく、そういうイメージを持っていると思います。しかし実際は、寮生活に近い状態でシェアハウスが常態化していたため、家族内感染のようにして感染が拡大していったそうです。

東京都・11年目 看護師

「偏見を持って接していた医療従事者も多かったですが、結構真面目な人も多かったです。客に感染させるのが一番イヤだったと言っていました。入院中に昼夜逆転が治って、お酒のせいで肝障害になっていた人も、毒気が抜けたようです。コロナ禍が過ぎれば一度店に来てくださいよって言われました（笑）」

変異ウイルスのクラスターも、若い世代に広くみられたため、ほとんど無症状なのに入院してくるケースもありました（当初は全例原則入院だった）。

大阪府・28年目 看護師

「大学の寮かっていうくらい、若い人で病棟が埋まっていた時期もありました」

やはり重症化して看護必要度が上がってくる症例を診るのがつらいので、元気な若い人がワイワイやってくると、病棟としてはちょっと安心しますね。

意外な抑うつ症状

若い患者さんの中には、「夜の街」でがむしゃらに頑張っていた人もいます。ホストクラブやキャバクラで働いていても、全員が成功者ではありません。こういう業界にうまくなじめなかったり、頑張らないといけないのにコロナ禍で客足が少なくなってしまって精神的に落ち込んで

しまったり、いろいろな問題を抱えた人がいます。

東京都・10年目 保健師

「新型コロナがきっかけで『夜の街』でバーンアウトしてしまい、その矢先に新型コロナにかかって、ひどい抑うつを起こした患者さんもいました」

　「夜の街」で働く人たちは、親や頼れる人がなかなかいません。自分1人で頑張っている人が多いので、成功しなかったときの反動が大きくなります。そして、経済的に困窮したときに生活保護を選択しません。生活レベルを下げることに大きな抵抗があるだけでなく、自己責任という意識が強いためです。そのため、コロナ病棟で若者の「意外な抑うつ症状」に遭遇したケースもありました。

引用・参考文献
1) 国立感染症研究所 感染症疫学センターほか. 新宿区繁華街におけるいわゆる「接待を伴う飲食店」における新型コロナウイルス感染症の感染リスクに関する調査研究（中間報告）. IASR. 42（1）, 2021, 21-2. https://www.niid.go.jp/niid/ja/diseases/ka/corona-virus/2019-ncov/2488-idsc/iasr-news/10081-491p04.html

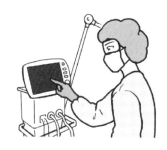

18 フルPPEで超絶難度、採血・点滴ルートがとれない

自信をなくすほど「とれない」

コロナ病棟の「フルPPE」は病院によっていささかの差はありますが、①長袖ガウン、②手袋、③マスク、④キャップ、⑤アイガードあるいはフェイスシールド、が基本セットです。

②手袋については、手袋を二重にしていたところも多いと思います。これは、レッドゾーンの普段の勤務は1枚目の手袋でよいとしても、体液に曝露した場合に手袋が交換できなくなるため、レッドゾーン内の処置については2枚目の手袋を装着したほうが理にかなっているためです。当院も、二重手袋を基本としていて、吸痰などの処置をおこなった後は、2枚目の手袋を外して、1枚目の手袋の上からアルコール消毒をおこない、2枚目の手袋を再度装着するという流れになっていました。

③マスクについては、エアロゾル飛散リスクがなければサージカルマスクでもよいのかもしれませんが、当院はN95マスクを基本としていました。病院によってはさらにその上からサージカルマスクを装着していたところもあるようです。これは、N95マスクの汚染を最小限にするためです。

⑤眼の保護については、アイガードではなく、フェイスシールドにしていたところも多いと思います。当院はエアロゾルが発生する処置の場合、アイガードの上からフェイスシールドを装着していました。やりすぎなのかもしれません。

コロナ病棟の業務で難易度が上がったものは、静脈の穿刺です。すなわち、採血や点滴ルートの確保です。

兵庫県・2年目 看護師

「PPEで視界不良の中、採血や点滴ルートキープを新人が失敗したら、先輩に頼むときに本当に申し訳なく思うけど、相手が優しい先輩だと涙が出そうになる」

大阪府・11年目 看護師

「二重手袋で静脈をプニプニしても、全然わからないので、目視でエイヤっていくしかなかったですね。パンデミック初期は、プラスチック製の手袋を使っていたのですが、あれって指先までピッタリしないじゃないですか。罰ゲームかって思いました」

　2020年夏頃は、合成ゴムの一つであるニトリル製の手袋が手に入りにくくなっていました。院内の備蓄でどうにか乗り切っていましたが、プラスチック製の手袋だと細かい作業ができないんですよね。

　私も重症化した新型コロナ患者さんで動脈圧ラインをとることが何回かありました。あれは目視では難しいので触診で入れないといけないわけですが、二重手袋で穿刺するのが、まぁ難しいこと。「あれ、僕こんなにできないお医者さんだったっけ……」と自信をなくしてしまいました。

　梅雨の時期はフェイスシールドも結構曇りやすく、目視すら危うい状況もありました。ほんと、バラエティ番組の罰ゲームか！

栃木県・21年目 看護師

「私は汗がよく出るのですが、とにかくフェイスシールドが曇るのが困りました。曇り止めを大量に塗りたくったらそのせいで見えづらくなるし、曇り止めを塗らないと曇ってしまう」

19 まさかの院内クラスター

院内クラスターは油断なのか？

　パンデミック初期は院内クラスターが出ると、バッシングされる施設がたくさんありました。特に、関東や北海道の施設では「医療スタッフの油断が招いた」みたいな報道をされていて、遠く離れた場所にいた私でさえも、「ひどい扱いだ」と思っていました。

関東・18年目 看護師

「院内クラスターが発生してしまって、師長クラスの看護師も濃厚接触者になってしまい、上層部がいなくなってしまった。現場で、私たちの何が悪いんだろう、と涙を流していた」

東北・13年目 看護師

「危機感がない、プロ意識に欠けている、なんて言葉もかけられました。いまだに引きずっています」

　一番悪いのは、もちろんウイルスです。私も多くの新型コロナ患者さんを診てきましたが、どれだけ気をつけていても医療従事者とて感染してしまうリスクはありますから、クラスターが発生した時点で適切に対処できればよいと思っています。

　「接触者追跡」は大事ですが、「犯人さがし」はまったく不要です。また、現場で一生懸命頑張っている看護師が感染するリスクが高いのは必然です。プロ意識に欠けているなんて言う人がいるなら、あんさんがコロナ病棟で働けばいいんや、と思います。

　ただ、ICTとしては、院内の標準予防策が徹底されているか監視しておく必要がありました。標準予防策というのは、「患者が感染してい

るかどうかに関係なく、すべての人の体液（血液、唾液、尿、便など汗を除く体液）、粘膜、創傷皮膚には感染性微生物があるものと仮定する」という想定に基づいた行動指針です。手洗いや手指消毒、手袋などのPPE装着をおこなう場面についてルールを定め、物品や機材の消毒法についても決めておくのです。しかし、アルコール消毒液が必要な場所に設置されていなかったり、機材が不適切な消毒のまま使い回されていたり、どの病院にも「ほころび」が必ず生じます。それを何度も結び続けて、徹底的にゼロリスクに近づけるのがICTの役割でもありました。

　あそこのICTは頑張っているなぁという施設でも院内クラスターが出ていたので、人間がかかわる以上、絶対にリスクをゼロにすることはできないんだなぁと痛感しました。

新型コロナウイルスは「ステルス爆撃機」

　新型コロナウイルスは、発症直前の無症状期に感染性がありうるという恐ろしい性格を持っているため**図**、発症したときには周囲に感染を広げてしまっているという「ステルス爆撃機」のような病原体なのです。そのため、院内クラスターが出ていない病院はまだ幸運なのかもしれません。

　別の理由で患者さんが入院し、その時点でPCR検査が陰性だったと

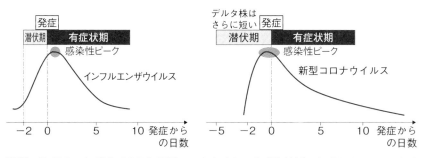

図 インフルエンザウイルスと新型コロナウイルスの感染性ピーク（文献 1, 2より引用）

しても、100%感染していないとは言えません。入院時にPCR陰性だった患者さんが、入院して4〜5日後に急に発熱して、実は新型コロナの感染者だった、ということがあるのです。そのため、入院時スクリーニングでPCR検査をおこなうことは、意味がないとは言わないけれど、医療従事者の油断を招くという意味では費用対効果が高いとは言えないかもしれません。

　日本は特にそうですが、検査を「定性的」に考えすぎです。定性的というのは、100か0か、陽性か陰性か、ということです。

　たとえば、「知らない女性と話していたら浮気である」というチェック項目があって、これが陽性なら浮気確定、陰性なら浮気でない、とするならどうでしょうか。男性から非難・クレームが殺到しますよね。道端で女性に道を聞かれていたかもしれないし、ただの知り合いと会話がはずんでいただけかもしれない。あるいは、知らない女性と話しているところを見られたことはないが、浮気をしている姑息な男性がいるかもしれない。PCR検査も、陰性だからその人は感染者ではない、ということは言えないのです。しかし、PCR検査の結果が陰性だと、「新型コロナじゃないんだ」と安心してしまう人が多いのです。

　もちろん、普段から疑わしい行動をしている浮気疑いや、熱や咳がある新型コロナ疑いの場合は、もう少しこの「検査」にも意味が出てくるでしょう。今度のアフターコロナの行動制限緩和において「陰性証明」というのは1つのキーワードになりますが、イコール非感染証明ではないということを認識しておく必要があります。特にドラッグストアなどで入手できる抗原検査キットについては、医師を通さずに解釈するわけですから、さらに注意が必要です。

　院内クラスターの事例を見ていると、PCR検査で陽性となった患者さんから医療従事者に水平感染している事例は少数派で、「え！ この人新型コロナだったの！？」という事例から広がっている事例が多いこと

がわかります。

東北・26年目 看護師
「院内クラスターが出て、自分も陽性者になり、症状があったのでコロナ病棟に入院させてもらいました。院内に、たまにコードブルーが放送されるんですよ。しかもコロナ病棟の近くの部屋で。そのうち自分もああなるんじゃないかって怖かったです」

患者になってみるとわかる、新型コロナの怖さ。

東京都・11年目 看護師
「濃厚接触者って1メートル以内・15分以上じゃないですか。あの患者さんのケアに何分くらい携わったの? と聞かれて、『15分』って答えるスタッフがたくさんいました。いや、みんな休みたいのかと思いました（笑）」

濃厚接触者になると14日間休めるという「コロナ休暇」を狙って、「15分」と答える職員が多かったかどうかは神のみぞ知る……（84ページ）。

引用・参考文献
1）He, X. et al. Temporal dynamics in viral shedding and transmissibility of COVID-19. Nat Med. 26(5), 2020, 672-5.
2）Ge Y, et al. COVID-19 Transmission Dynamics Among Close Contacts of Index Patients With COVID-19: A Population-Based Cohort Study in Zhejiang Province, China. JAMA Intern Med. 181(10), 2021, 1343-50.

20 「濃厚接触」の勘違い

濃厚接触者とは

前項で書いた「濃厚接触者」の定義は、以下の通りになります[1]。

・患者（確定例）と同居あるいは長時間の接触（車内、航空機内
　等を含む）があった者
・適切な感染防護なしに患者（確定例）を診察、看護若しくは介
　護していた者
・患者（確定例）の気道分泌液もしくは体液等の汚染物質に直接
　触れた可能性が高い者
・その他：手で触れることの出来る距離（目安として1メートル）
　で、必要な感染予防策なしで、「患者（確定例）」と15分以上の
　接触があった者（周辺の環境や接触の状況等個々の状況から患
　者の感染性を総合的に判断する）

　口から出た飛沫は遠くまで飛ばずに地面に落ちるので、1mの距離を
取れば50%、2mでは75%、3mでは90%、リスクが減るとされてい
ます。そのため、ソーシャルディスタンスとして相手との距離を2m
（少なくとも1m）取るよう、厚労省は推奨していたのです。
　「濃厚接触」は現在では当たり前の概念になりつつありますが、パン

●ソーシャルディスタンス　人と人との間に物理的な距離を取ることによって、人が互いに密接な接触を
　おこなう機会を減少させる方策。

デミック初期は聞いたことがない人も多く、これは医療従事者間でもまだ理解されていませんでした。

確かに、「濃厚」ってなんやねん、という話ですよね。私も最初この言葉を聞いたときに、濃密にかかわっている人間関係のことを指していると勘違いしそうになりました。

濃厚接触者に保健所から認定されたとき、「浮気だ！」みたいな修羅場になったカップルもいるらしく、もうちょっと他の用語はなかったのかなと思います。

14日間の外出自粛

さて、濃厚接触者になった場合、基本的には14日の外出自粛になります。これは、新型コロナの潜伏期間が最大14日間であり、この間は健康観察がすすめられるためです。しかし、医療従事者が濃厚接触者となった場合でも、自分以外の替わりがいない医療従事者や、新型コロナワクチンを2回接種しておれば、従事してもよいという通達も出ました[2]。また、例外があって、14日を待たずに10日目のPCR検査を受けて陰性が確認されれば、4日間早く制限を解除することも可能、という指針になっています**図**[2]。でもこれ、図をよく見てほしいんですが、もし10日目のPCR検査が陽性だった場合、新型コロナ感染者になっちゃうんですよ。

「濃厚接触者」だったのに、一転、「感染者」扱いになるわけで、社会的ダメージが大きくなります。そのため、この10日目のPCR検査で陰

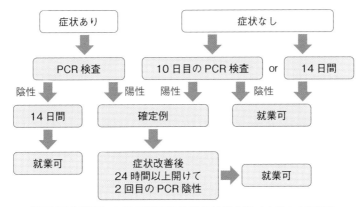

図 医療機関における濃厚接触者の外出自粛（文献3より引用）

性化を確認しにいく医療従事者はあまりおらず、みな一様に14日間の
外出自粛につとめていました。

北海道・17年目 看護師

「濃厚接触者の濃厚接触者は決して濃厚接触者ではないのですが、『濃
厚接触者になった場合も言ってください』という学校が多くて、迷ってい
るお母さんナースが多かったですね」

　母親が「濃厚接触者」に認定された場合、その家族は決して濃厚接触
者ではありませんが、もし母親が"発病"すれば家族全員が「濃厚接触
者」と化してしまいます。こういうピンポン感染を考えていたらキリが
ないので、個人的には「濃厚接触者の濃厚接触者」までモヤモヤと考え
なくてよいと思っていました。

引用・参考文献
1) 国立感染症研究所 感染症疫学センター. 新型コロナウイルス感染症患者に対する積極
的疫学調査実施要領. 令和3年1月8日版. https://www.niid.go.jp/niid/ja/diseases/ka/
corona-virus/2019-ncov/2484-idsc/9357-2019-ncov-2.html
2) 厚生労働省新型コロナウイルス感染症対策推進本部. 医療従事者である濃厚接触者に対
する外出自粛要請への対応について. https://www.mhlw.go.jp/content/000819920.pdf
3) 日本環境感染学会. 医療機関における新型コロナウイルス感染症への対応ガイド. 第3版. 2020.
http://www.kankyokansen.org/uploads/uploads/files/jsipc/COVID-19_taioguide3.pdf

21 濃厚接触者にならない努力

PPE の種類で変わる濃厚接触者の定義

　変異ウイルスが話題になったとき、若い人もどんどん感染していました。院内クラスターもいろいろな病院で発生していたので、もはやニュースにすらなっていない現状がありました。職員に感染者が出ると、場合によっては 14 日間の外出自粛が複数人出てしまうので、「普段から濃厚接触者にならない対策を」ということを ICT として呼びかけていました。

　濃厚接触者になった人は、現在も「陽性者との最終接触日から 14 日間が健康観察期間」という規定があり、これは行政的にも有効です。個人的には 14 日間も制限しなくてもよいと思っているのですが、1 年以上にわたって日本環境感染学会の「医療機関における新型コロナウイルス感染症への対応ガイド 第 3 版」においても同様の日数であることから、この指針 **表** [1] に基づいて動いている病院がほとんどだったと思います。

　この指針、相手がマスクを着用しているかどうか、こちらがアイガードをしているかどうか、が非常に重要なのです。

　この濃厚接触者の定義で怖いところは、後で対応した患者さんが新型コロナだったとわかったとき、アイガードをしていなければ高率で「濃厚接触者」に該当してしまうところです。たとえばコードブルーで院内に召集がかかったとき、感染リスクは後回しにして心肺蘇生をおこなった後にその患者さんが新型コロナとわかれば、病院の業務が麻痺するほど多数の職員が外出自粛になってしまいました。

　また、相手が認知症などでマスクをつけにくい患者さんである場合、

表 医療従事者の曝露のリスク評価と対応（文献 1 より引用・改変）

	エアロゾルが発生する処置（吸痰、気管挿管、心肺蘇生など）	マスク着用なし	マスク着用あり
N95マスクあり アイガードあり ガウン・手袋あり	低リスク	低リスク	低リスク
マスクあり アイガードあり	濃厚接触	低リスク※	低リスク
マスクあり アイガードなし	濃厚接触	濃厚接触	低リスク
マスクなし アイガードなし	濃厚接触	濃厚接触	濃厚接触

※体位変換やリハビリなど広範囲の身体接触があった場合、または新型コロナ患者の血液・体液・分泌物に触れた場合は濃厚接触となる。

医療従事者は日常的にサージカルマスク、アイガードをつけなければいけません。実際、アイガードをつけずに食事介助をしていた看護師が濃厚接触者になってしまった事例もあります。

感染リスクへの恐怖が次第に薄れていった

パンデミック発生当初は、「新型コロナウイルスが自分に感染するのが怖い」というのはわれわれ医療従事者の共通認識でしたが、適切にPPEを装着して、手指衛生や環境消毒をおこなえば、意外と伝播しないもんだ、ということがわかってきました。

レッドゾーンに入っていても、「自分に感染するんじゃないか」という恐怖は、波を経るごとに減っていったと思います。そういう懸念よりも、「自分が感染してコロナ病棟のシフトに穴をあけてしまうことのほうが怖い」という看護師が多かったようです。

兵庫県・21年目 看護師

「気切チューブから吸痰していた人がPCR陽性で、アイガードをしていな
かったので複数人の濃厚接触者が出てしまいました。14日間も休むの!?
って、びっくりしました。何より、病棟のシフトが大幅に変更されてしまって、同僚に申
し訳ないという気持ちが大きかったです」

　複数人の濃厚接触者が出てしまうと、やはり職場がギクシャクしてし
まうことが多くなったようで、ちょっとしたバトルも勃発しました。

大阪府・7年目 看護師

先輩に「『変異ウイルスなんやから本当に気をつけて。すぐに髪の毛触る
クセよくないよ』って怒られました。マスクの下でアッカンベーしました（笑）」

　目は笑っているけど、マスクの下でアッカンベーか。なるほど、今度
から僕も使ってみよう。

引用・参考文献
1) 日本環境感染学会. 医療機関における新型コロナウイルス感染症への対応ガイド. 第3
　 版. 2020. http://www.kankyokansen.org/uploads/uploads/files/jsipc/COVID-19_
　 taioguide3.pdf

22 パンデミック初期の "PCR事情"

PCR検査と国民の怒り

　市中に新型コロナ患者さんがチラホラ出始めた頃のことです。当時は地自施設でPCR検査ができるところが多くなかったため、保健所に電話して検体を取りに来てもらうというアナログな手法で検査をしていました。そのため、たくさんPCR検査をおこなうことができませんでした。

大阪府・10年目 保健師
「『海外ではたくさんのPCR検査をおこなっているのに、なぜ日本ではできないんだ！』と、保健所に苦情の電話もありました」

　新興感染症を想定して、事前にPCR検査が可能な体制を作っておくべきだった、というのは後出しじゃんけん的ではありますが、正論です。しかし、誰もが簡単に機械で自動測定できるような検査ではなかったのですが、それが一般市民に知られることはなく、なぜ検査できないのだという怒りばかりが鬱積していたように感じています。思えば、あの頃からコロナのインフォデミックは始まっていたのかもしれません（176ページ）。こういう一部の怒りや不満が、デマを生むことにつながっていくのです。

　何より、「PCR検査がどういう検査なのか」をわかりやすく国民に伝えることなく、「PCR検査ができないこと」を批判的に煽るマスメディアが多かったのも事実です。患者さんに「PCR検査って何を測定しているかわかりますか？」と聞いても、誰一人として理解していなかった

ので、今でも「新型コロナの検査」程度の理解にとどまっていると思います。

　当初、マスメディアは新型コロナの恐怖を煽りに煽っていたので、外来には「新型コロナが心配」という患者さんがたくさん押し寄せました。

　そして、困ったことに、近隣のクリニックや病院の中から「発熱患者は保健所に相談してください」とほぼ受診を拒否するところが出てしまいました。それはさすがに医師としてどうなのか、と思わずにいられませんでした。

　コロナを診ている総合病院は、ただでさえ人手不足なのに、発熱しただけで患者がやってくるようになりました。さらに、疲弊した看護師が辞職した病院にいたっては、さらに人手が逼迫（ひっぱく）するという悪循環に陥ってしまいました。

PCR検査したいわけではないが……

　患者さんも、受診したくて来院した人だけではありません。「微熱があるので休みます」と会社に言ったら「コロナのPCR検査を受けてきなさい」と言われた人、持病の喘息の咳をしていたら「それ喘息の咳じゃないんじゃない？　PCR検査受けてきたら？」と言われた人など、さまざまです。

　さすがにこういうのはコロハラ案件かと思います（182ページ）。

北海道・17年目 看護師
「私自身、子どもから風邪をもらってしまったのですが、新型コロナかどうか区別が難しいのですよね。職場の病院に『PCRを受けたほうがいいでしょうか?』と聞いたら、『うーん、やめておきましょう』と言われました」

　理想は、「疑わしき症例はPCRを実施する」です。しかし、そういう事情とは関係なく、病院側がPCRを職員に実施しにくい理由もあった

ようです。それが前述した濃厚接触者に該当した場合、「病院が回らなくなる」ということです。

　今では「濃厚接触者を出さない」という感染対策がおこなわれていますが、パンデミック発生当初は、休憩室でしゃべりながらごはんを食べていたり、15分以上一緒に過ごしたりしており、病院職員1人が陽性になると壊滅的なダメージを負う事例が多かったのは事実です。経営者サイドとしては、できれば調べたくないという心情もあったのかもしれません。

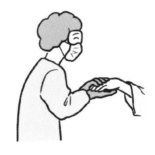

23 みんなマスク美人！

笑顔は伝わっている？

2019年12月以降、1年以上ずっとマスクを装着しているんですよね。ウチの子どもたちも、見事にマスク焼けしてしまいました 。

N95マスクを装着しているコロナ病棟の看護師は、「とにかく顔にマスクの痕が残る」というのを気にしていました。結核病棟でも毎日つけているのですが、慣れていないと「このまま一生シワになって残るのでは……」と不安になるくらいクセがついてしまいます。私も長時間N95マスクを装着していると、外したとき、20歳くらい老け込んでしまいます。

東京都・11年目 看護師
「マスクに隠された職員の顔を、ひそかにみんな想像で補っていました（笑）」

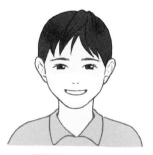

図1 マスク焼け

● N95マスク　空気感染の原因微生物を捕集し、着用者の呼吸器感染のリスクを低減するマスク。タイトで、けっこうキツいです。

満面の笑顔だと、マスクをつけていてもどうにか笑顔ということはわかるのですが、実は笑顔度が 25％〜75％くらいの中途半端な笑顔の場合、サージカルマスクを装着していると笑顔度の判定が 10〜20％ほど低下することが示されています**図2** [1]。この看護研究では、マスクによって顔全体の 28.5％が覆われることが示されており、"目力" がなければ笑顔と相手にわかってもらうのは至難の業かもしれません。

　しかし、看護師のマスク生活にはいいところもあるのだ！

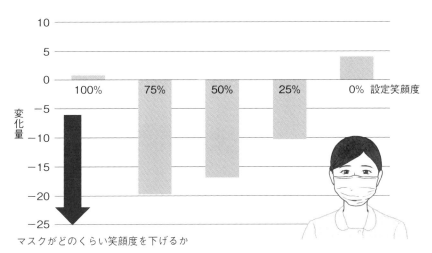

マスクがどのくらい笑顔度を下げるか

図2 笑顔に与えるマスクの影響（文献 1 より引用・改変）

ちなみに、どうせなら透明なマスクをつけるほうが、信頼性が上がるという報告[2]もあります。これはまったく流行りませんでしたが。

引用・参考文献
1）辻村祐香ほか. サージカルマスク着用の有無による笑顔度の比較. 看護総合科学研究会誌. 19（2）, 2020, 3-9.
2）Kratzke, IM. et al. Effect of Clear vs Standard Covered Masks on Communication With Patients During Surgical Clinic Encounters: A Randomized Clinical Trial. JAMA Surg. 156(4), 2021, 372-8.

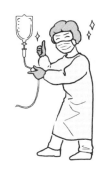

24 スゴイぜ、養生テープ！

コロナ病棟の一大ブーム

コロナ病棟で活躍したグッズといえばなんでしょうか。そう！ 養生テープです！

奈良県・21年目 看護師
「養生テープのいいところは、粘着力が強すぎず、手でも簡単に切れるところです。ガウンの後ろを固定するときにも使えますし、誰が誰だかわからないので、養生テープにマジックで名前を書いて、胸のところにペタっと名札を貼っていました」

当院もガウンの後ろに養生テープをペタペタっと張って、脱げないようにしました。背中が結構空いているエプロンを使っているコロナ病棟も多かったようですが、長時間レッドゾーンにいるわけですから、これは気持ちの問題ですね。

さて、当のガウンが不足していたとき、みなさんどうしていたのでしょうか。そう、養生テープです。

なんと、70L用の厚手ポリ袋2枚と養生テープとはさみなどで、ガウンを手作りする方法がありまして 写真、これを使っている病院もありました。当院にも、ボランティア団体からいくつか送られてきました。

それでは、フェイスシールドがなかったとき、どうしていたでしょうか。そう、養生テープです！

ラミネーターの中身を入れずラミネートしたものを、キャップに養生テープで貼りつけて即席フェイスシールドを作っている病院もありました。フェイスシールドは100均で揃えられるものを使えば簡単に作れま

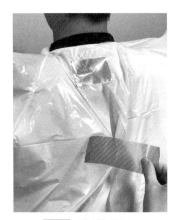

写真 ポリ袋ガウン

すので、病院によっていろいろ違いがあって面白いです。

　病棟のゾーニングはどうやって色分けしているのでしょうか。そう、養生テープです！

　当院は色つきの養生テープを床にビビーっと貼って、グリーンゾーン、レッドゾーンの区別をつけていました。剥がすときにも床を傷つけませんし、スゴイぜ、養生テープ！

　悩んだときはどうすればいいでしょうか。そう、養生テープです！

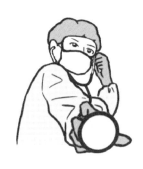

25 情報が入ってこない現場

陸の孤島・コロナ病棟

コロナ病棟に勤務していると、ひたすら入院依頼が来て、患者さんを迎えに行って、情報を収集して、点滴ルートを入れて、次の勤務帯に申し送って……の繰り返しで、世間のコロナ情勢が一体どうなっているのか、当の現場には情報が入ってきませんでした。

東京都・11年目 看護師
「最前線の現場にいるのに、忙しくて情報を見る余裕もなく、今後 PPE がどのように補充されるのか、県内の新規患者数が今どのくらいなのか、何もわからなかった」

家に帰ったら、「今日は過去最高の新規陽性者だったらしいよ」と家族に知らされるありさま。現場はとにかく戦場で、目の前のタスクをこなすのに必死でした。

大阪府・5年目 看護師
「隣の病院が新型コロナを受け入れているのかどうかすらわからず、連携をとるのも手探りでした」

私も、今、近隣の病院が新型コロナをいったいどのくらい受け入れているのかわかりませんでした。聞けば教えてくれると思ってはいましたが、パンデミック初期は新型コロナの受け入れ医療機関ってなんとなくシークレット感があったんですよ。

決して隠しているわけではないのですが、口外しにくいというか。外来患者さんに気を遣っての配慮だと思うのですが、大学病院以外の受け

入れ実態は、闇に包まれていました。実際、コロナを受け入れているという医療機関に対して差別的な考えを持っている人はたくさんいました。

　自院のスタッフだけでなく、基本的に医療従事者って、もう他の病院のスタッフと集まって飲み食いがしにくくなったので、そもそも交流がないんですよね。そのため、「あそこはこんな感じらしいよ」みたいな噂すらもなかなか入って来なくなりました。

　新型コロナという大きな敵に立ち向かう大船団だけど、霧の中で周りにどのくらい味方がいるのかわからないような、2020年前半はそんな感じでした（図）。

　新型コロナのエビデンスも海外の論文がちらほら出てくるだけで、国全体で立ち向かうにしては、やはり霧の中という印象でした。当初は新型コロナを診ている医療機関が少なかったからというのはあったかもしれません。2020年下半期から、いろいろな人たちが情報発信するようになって、国全体がまとまって新型コロナに立ち向かう気概が出てきたように思います。

患者さんの情報も入ってこない

　どこの自治体もそうだったと思いますが、都道府県の保健所が管轄する入院調整センターが空床状況などをみつつ新型コロナの患者さんを割

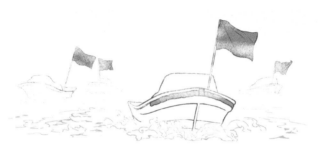

図 コロナ病棟で奮闘する医療者の 2020 年前半の心象風景

り振っていました。

　しかし、たとえばあるクリニックで新型コロナと診断された患者さん
の情報が保健所に届いたとします。保健所がその患者さんに連絡をとる。
酸素飽和度が下がってきたら、入院対象としてピックアウトする。空床
を探して受け入れてくれそうな病院に連絡をとる。受け入れが可能なの
で、患者さんに「何時に救急車がお迎えに来ますよ」と連絡する。いや
ー、もう電話を使った伝言ゲームです、これは。

　入院してきたはいいが、診療情報がないことがしばしばでした。とい
うのも、診断した医師は保健所に届け出を出しますが、診療情報提供書
や紹介状までは通常書きません。そのため、内服している薬剤から基礎
疾患を類推するしかないこともよくありました。医師人生で"お薬手帳"
がこれほど役に立ったことはありません。

　お薬を持参してくれるのはとてもありがたいのですが、誰かがその数
を数えなければいけないのです。主治医？ 薬剤師？ いいえ、看護師
だ！（そういう病院が多かったそうです）

　業務的には薬剤師がおこなってもよいように思いますが、レッドゾー
ンに入った患者の持参薬なので、レッドゾーンにいる人が数えないとい
けません。なんでもかんでも看護師に押しつけるなぁ！ と思います。

　入院してきた患者さんの中には、ヘモグロビンが５g/dLしかなかっ
たり、血清クレアチンが３mg/dLもあったりして、一体何の病気を持
っているのかわからないまま新型コロナ診療にあたるケースもありまし
た。さらにひどいケースでは、施設入所中の認知症の男性で、施設に問
い合わせても往診医が不在なので医学的な情報はわからないと返答があ
り、10種類以上も内服している薬剤を一つ一つチェックしなければな
らないこともありました。

　とにかくこういう細かいことに時間をとられることが多かったなぁと
思います。

26 コロナ病棟の夜

入院は夕方、病変も夕方

　マスメディアはコロナ病棟を取り上げて「新型コロナの最前線！」「命の選別！」みたいな感じでセンセーショナルに報道しましたが、ドタバタと静寂が交互にやってくるのが重症病床です。

東京都・11年目 看護師
「満床になるまでは忙しいのですが、満床になってしまえば入院要請は来ませんので、夜は静かです。モニターと人工呼吸器の音が静寂の中聞こえる中、PPEを着て座っていると、異世界に来たような感覚になります」

大阪・14年目 看護師
「ICUの新型コロナ患者さんは話すことができませんし、看護師同士も感染を避けるため基本的に私語は慎んでいます。なので、あまりの静寂に怖くなることもあります」

　パンデミック当初、軽症・中等症病床で一番困ったのは、保健所や入院センターからくる入院依頼の要請が、夕方〜夜になることです。17時くらいに病棟で申し送りをしていたら、「今から入院きます！」なんてのはザラでした。PCR検査が保健所でしか実施できなかった頃は、結果が判明するのが16〜17時というのがよくあって、陽性の場合、そこから入院する病院を探すわけです。結果的にコロナ病棟にやってくるのが夜ということがよくありました。

　また、第3波以降では、夕方に急変する患者さんが多くて、さて今から帰ろうかなという看護師が複数いる中で、気管挿管をするなんてこともあって、超過勤務を余儀なくされました。

大阪府・28 年目 看護師

「大晦日に重症の患者さんが入院したとき、気管挿管が終わった医師が『みんなお疲れ、あけましておめでとう！』と言ってくれました」

大阪府・5 年目 看護師

「挿管の介助についたりして、超過勤務の後に同期と帰るときは、なんかへンなテンションになっていました。でも、あのおかげで結束力は強くなりました」

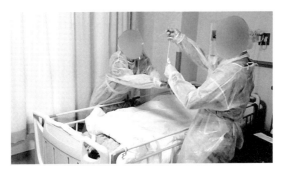

～喀痰吸引の様子～

27 コロナ病棟勤務により声が大きくなった

音声ディスタンス

大阪府・11年目 看護師
「帰省して家族に会ったとき、『お姉ちゃんしばらく会わないうちに声が大きくなったね』って言われました。親戚のおじちゃんの『背が伸びたね』みたいな言い方されても……」

　コロナ病棟で勤務している人は、最大でN95マスク＋サージカルマスクで二重のマスクを装着しているので、お互いの話し声が聞き取れず、自然と声が大きくなるそうです。

　私は恐ろしいくらい声がこもってしまうタイプなので、ほぼ絶叫しなければ声が通らないありさまです。気管挿管するときは、高流量鼻カニュラ酸素療法などを使いながら、人工呼吸器などをセッティングして処置にあたるため、はち切れんばかりの声を出さないと看護師には届きません。

兵庫県・2年目 看護師
「大きな声で話していたら、『オマエさん、なに怒鳴ってんねん』って、おじいちゃんに怒られました……」

　特に耳が遠い高齢者の場合、酸素療法が適用されているとさらに酸素の音で声がかき消されますから、本当に大声を出さないと聞こえないことも多々ありました。ソーシャルディスタンスをとりたいけど、耳元で大きな声で話さないと声が届かないというジレンマ……。

マスクを通すと、2,000 Hz 以上の領域で 5 dB の減衰が観察されるそうです。この領域が減衰すると、「し」「は」などの子音が重要な音が聞き取れないことを意味します。そのため、「光っている」が「叱っている」に聞こえる、といったことが起こります。

　普段の生活でも、お店などで聞き取りにくいと思うシーンは多いと思います **図**。

Q. 店頭や窓口で、マスク着用やアクリルパネル越しで会話することについて、あなたは聞き取りづらいと感じたことはありますか。

A.
- ■ 聞き取りづらいと感じることがよくある
- ■ 聞き取りづらいと感じることがたまにある
- □ 聞き取りづらいと感じることが 1 度以上ある
- □ 聞き取りづらいと感じることは 1 度もない
- ■ その他

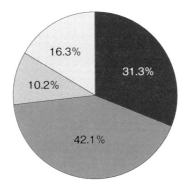

31.3%

16.3%

10.2%

42.1%

(N＝1,000)

図 マスク着用による聞こえにくさの調査

ユニバーサル・サウンドデザイン株式会社 聴脳科学総合研究所調べ

28 コロナ病棟勤務により 風邪をひかなくなった

本気を出した人間はスゴイ

　例年に比べて 2020 年はインフルエンザの発生がかなり減りました。これは、社会全体で感染対策の意識が高まったためと思われます。

　2020 年も 2021 年も、新型コロナウイルスとインフルエンザのダブルパンデミックが懸念されていましたが、特に 2021 年はまったくインフルエンザの流行が確認されませんでした。まったく、です。国立感染症研究所によると、全国約 5,000 ヵ所の定点医療機関から報告された 2020 年 12 月から 2021 年 3 月上旬までのインフルエンザ患者数は平均 0.01 人で、いわゆる「流行入り」の目安とされる 1 人には遠く及ばない結果でした。また、2021 年 1 月・2 月の患者数は、直近 5 年間の平均の約 1,000 分の 1 にとどまりました。

　新型コロナの検査に時間と労力が割かれたためにインフルエンザの検査数が減少し、結果としてインフルエンザ患者数が減ったのではないかという指摘もありますが、諸外国でも検査数が極端に少なかったわけではないのに患者数が激減したことが示されています。

　これはやはり、新型コロナ対策がインフルエンザ対策として有効に働いたことが寄与したことを示しています。強力なロックダウンをおこなった国や都市では、学校が休校措置になったため、子どもへの感染が抑制され、インフルエンザの流行がなかったものと考えられます。

　つまり、今までは人類は本気を出せていなかったのです。徹底的に感染しないよう対策をすれば、国レベルで感染症を減らすことができる。すごいことだなぁと思いました。

104

奈良県・28年目 看護師

「毎年家族で風邪を2、3回はひいていたのに、今年は一度もひきませんでした。コロナ病棟に勤務して、感染におびえる毎日でしたけど、まさかその他のウイルスにも感染しないとは」

　人間は無意識のうちに、1時間あたり平均3.3回ドアノブなどの公共物に触れ、3.6回顔を触っているという報告があります[1]。普段から手に触れたものが顔に付着するリスクがあるわけですから、いかに標準予防策ができているかが重要です。

　症状でインフルエンザなどの感冒と新型コロナを鑑別することは難しいです。Larsen らによるインフルエンザ患者2,470人、COVID-19患者5万5,924人の検討[2]では、インフルエンザは「咳嗽→発熱」の経過、COVID-19は「発熱→咳嗽」の経過をたどりやすいとされています。またCDCによると、嗅覚障害はインフルエンザでは少ないとされています[3]。もちろん、現場ではそんな都合よく症状だけで鑑別できるわけではありません。

引用・参考文献
1）Alonso, WJ. et al. Facing ubiquitous viruses: when hand washing is not enough. Clin Infect Dis. 56(4), 2013, 617.
2）Larsen, JR. et al. Modeling the Onset of Symptoms of COVID-19. Front Public Health. 8, 2020, 473.
3）CDC. Similarities and Differences between Flu and COVID-19 https://www.cdc.gov/flu/symptoms/flu-vs-covid19.htm

29 リネンを廃棄!? もったいない!

感染性廃棄物

　パンデミック初期は、疑い例を搬送するときに救急隊員がタイベック®（71ページ参照）を着て、重装備でやってきていたのですが、「すいませんけど、タイベック®捨ててもいいですか？」と言われることもありました。

　何も知らない私は「どーぞ、どーぞ！」と言っていたのですが、後から病院の同僚に「廃棄ボックス、1つ3,000円かかるんですよ！」と言われて、エエーっ!! となってしまいました。

　コロナ病棟から出てくるゴミはすべて感染性廃棄物なので、どれが産業廃棄物かということで悩まなくてよいのは助かります。

北海道・17年目 看護師
「これは産廃かなー、いや感染性かなーと毎日考えていたのですが、コロナ病棟になると、全部感染性廃棄ボックスですから、何も考えずに感染性に捨てるクセがついてしまいました」

「医療廃棄物」と呼ばれる廃棄物は、以下の3つに分けられます。

（1）感染性廃棄物（特別管理廃棄物）

（2）産業廃棄物（非感染性廃棄物）

（3）事業系一般廃棄物（非感染性）

　紙などの一般廃棄物であれば市区町村の定めに従って事業系ごみとして処理できるので、めちゃくちゃ安いのですが、感染性廃棄物の場合、

20 Lの小さなプラスチック廃棄ボックス 写真 で 3,000 円以上かかって
しまいます。

「未消毒リネンお断り」

　新型コロナと診断された人は、現在、軽症ならば自宅療養あるいはホ
テル療養、基礎疾患があったり中等症であったりする場合には、入院で
加療されます。当初、新型コロナは指定感染症の位置づけで、2 類感染
症相当として扱われることとなったため、リネン類の取り扱いはかなり
厳しいものでした。具体的には、施設内で熱湯消毒や化学消毒などの一
次消毒をおこない、感染性がないと判断された状態でレッドゾーンの外
に出されることとなっていました。

　感染症指定医療機関であれば、使用後のリネンを上記のように処理す
るための設備がしっかりあるのですが、そもそもそうした一次消毒など
ができる施設はマイノリティです。そして業者に頼もうにも、新型コロ

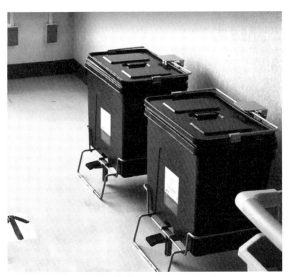

写真 コロナ病棟の感染性廃棄ボックス（20 L）

ナ病棟から出たリネンについては業者も引き受けてくれないということがありました。

　新型コロナ患者さんの入院数が増えるにつれ、感染症指定医療機関であっても院内での消毒がまったく追いつかない状況に陥りました。当初「やむをえない場合は未消毒でも委託できる」とされていましたが、委託業者自体が「未消毒リネンはお断り」と言って、話がまとまらなかったそうです。業者の主張は、「新型コロナ患者に使用したリネン類から感染するリスクがあるので、病院で廃棄してほしい」というものでした。

　こう言われてしまうと、もはやリネンを廃棄するしかありません。

京都府・10年目 看護師
「2020年春頃に、『使用した後のリネンを捨てる』って病院から言われて。エエエーってなりました。ディスポのリネンなんて聞いたことないですよ（笑）」

　しかし、早期に日本環境感染学会から「医療機関における新型コロナウイルス感染症への対応ガイド」[1]が公表され、患者さんの使用したリネンについては「患者に使用した食器、リネンは、通常の熱水洗浄（80℃、10分間）で問題なく、特別な対応は不要である。施設内においては、病室外に出してから洗浄するまでの間に人の手を複数介する可能性がある場合にのみ配慮が必要である。水溶性ランドリーバッグやプラスチック袋に入れて搬送すれば、特別な洗浄やディスポ化は不要である」と明記されるようになりました。環境省も同様の対策を推奨しています **図**[2]。

　また、厚生労働省より「医療機関における新型コロナウイルスに感染する危険のある寝具類の取扱いについて」[3]において「医療機関内の施設において消毒をおこなわずに、新型コロナウイルスに感染する危険のある寝具類の洗濯を外部委託して差し支えない」との通達がなされました。

　この段階で、寝具類にアルコールを吹きつけて、ビニール袋に密閉し

図 環境省が公開している「新型コロナウイルスに係る廃棄物対策のチラシ」の一部（文献2から引用）

て委託業者に回収してもらう病院が増えてきました。

　また、国立感染症研究所は2021年5月に、新型コロナウイルス感染症患者が使ったシーツや枕カバーなどのリネン類について、家庭用洗濯機で通常通りに洗えば感染リスクは低くなるとの見解を公表しています[4]。

　よくよく考えれば、そりゃそうです。新型コロナが洗剤で死なないなんてことはないわけで。

新型コロナウイルスはモノを介して感染するのか？

　リネン交換をして、新型コロナにかかるということはあるのでしょうか？　宿泊療養や入院となった陽性者の生活環境のありとあらゆる部分にPCR検査とウイルス分離をおこなったところ、「少なくとも入院または発症から5日程度」は、リネン類にも一定頻度でウイルスが存在することがわかりました[4]。この期間については、交換するときに舞い上がったウイルスが感染を起こす可能性はありますが、そもそも空気中に感染性があるウイルスはあまり存在しないので（エアロゾルは別）、適切な感染対策をしていればリネンを介して感染することはないでしょう。

　では、そのほかのモノから感染するということはあるのでしょうか？　たとえば、職場で共用のパソコンや電話を使っていた場合、キーボード

表 環境表面において新型コロナウイルスが感染性を有する時間（文献 5〜7 を元に作成）

環境表面	ウイルスが感染性を有する期間
エアロゾル	3 時間
銅	4 時間
厚紙（段ボール）	24 時間
木	48 時間
布	48 時間
紙幣	48 時間
硝子	48 時間
プラスチック	72〜96 時間
ステンレス	48〜96 時間

や受話器から感染することがあります。実際にそういうクラスター事例が報告されています。紙や木などは長く表面に感染性ウイルスがついているということはないのですが、プラスチックやステンレスでは長期に残存しますので **表**、日頃からの拭き上げが重要になります。

引用・参考文献
1）日本環境感染学会. 医療機関における新型コロナウイルス感染症への対応ガイド. 第 3版. 2020. http://www.kankyokansen.org/uploads/uploads/files/jsipc/COVID-19_taioguide3.pdf
2）環境省. 医療関係機関や、その廃棄物を取り扱うみなさまへ新型コロナウイルスの廃棄物について. https://www.env.go.jp/recycle/waste/sp_contr/infection/leaflet-iryo.pdf
3）厚生労働省医政局地域医療計画課. 医療機関における新型コロナウイルスに感染する危険のある寝具類の取扱いについて. 2020. https://www.mhlw.go.jp/content/000624961.pdf
4）国立感染症研究所. 新型コロナウイルス感染症患者が使用したリネン類等を扱う時の感染リスクと安全かつ効果的なクリーニング方法. 2021. https://www.niid.go.jp/niid/ja/diseases/ka/corona-virus/2019-ncov/2488-idsc/iasr-news/10338-496p03.html
5）国立感染症研究所. 新型コロナウイルス感染症に対する感染管理.
6）van Doremalen N, et al. Aerosol and Surface Stability of SARS-CoV-2 as Compared with SARS-CoV-1. N Engl J Med . 2020 Apr 16;382（16）:1564-1567.
7）Chin A, et al. Stability of SARS-CoV-2 in different environmental conditions. Lancet Microbe . 2020 May;1（1）:e10.

30 真夏のドライブスルー

体感温度 45℃

　パンデミック当初、韓国ではドライブスルーで PCR をどんどん採取する方式がとられていました。これは、韓国が PCR 検査を実施できるキャパシティがあり、MERS のときに検査体制を強固に構築できたことが影響しています。

　日本でこれを導入してよいのか、いろいろな意見がありました。野外で大量の採取をすれば検体が汚染される懸念があることや、ドライブスルー方式を採用しても感染スピードを抑制するに至らない国もあることから、慎重論のほうが多かった気がします。

　しかし、2020 年 4 月 15 日に、厚労省は正式にドライブスルー方式を認める通達を出しました。感染経路が不明の接触者追跡ができない人が急増し、従来のようなクラスター対策では限界を迎えつつあったためです。

　これに従事した看護師は全体からみると少数派だと思いますが、口を揃えて言っていたのは、夏の暑さです。

神奈川県・14 年目 看護師
「ドライブスルーってアスファルトの上でやっていたんですけど、体感温度 45℃くらいですよ。ここは、サハラ砂漠かって思いました」

　夏は熱中症を予防するため、「冷感グッズ」が必須でした。内側の服に吹きかける冷却スプレーだけでなく、首に巻くタイプの冷却グッズも有効だったそうです。

　ドライブスルーに従事した医療従事者の報告は極めて少ないのですが、

検査を受ける人に対する配慮や声かけまで考察した横浜の報告があります[1]。運転席に座った人にPCR用の鼻咽頭スワブ挿入するわけですが、「こちらを向かないでください」などの否定的な言葉を選ばないよう配慮していたそうです 表 。

表 ドライブスルー方式のPCR検査における看護師の役割 （文献1より引用）

役割	感染予防	不安定な精神状態への配慮
対象	①個人用防護具を着用していない方々や周囲環境 ②検体採取をする医師 ③検査対象者と次の検査対象者	検査対象者とその家族
具体的対応策	①ゾーニングの順守、指導 　感染性廃棄物の管理 　検体の3次梱包の順守、指導 ②個人用防護具の脱衣順序の順守、指導 　検査態勢の確認 ③1検査1消毒の徹底 　物品消毒の徹底	否定表現を控えた声かけ アイコンタクト 検査終了後の呼びかけ

京都府・10年目 看護師

「時間を決めてドライブスルーをしていたんですけど、検体梱包がうまくいかなくて行列ができてしまったことがあって。『ねえちゃん、喉乾いたんやけど、なんか飲み物ちょうだい』って言われました。あたし、そっちのドライブスルーじゃないですよ!」

引用・参考文献
1) 鈴木佳奈ほか. COVID-19におけるドライブスルー方式PCR検査業務に関する看護実践報告〜横浜市A区のケース〜. 横浜看護学雑誌. 14 (1), 2021, 80-7.

31 コロナ禍での自然災害

やってきた別の災害

　3密を避けて、マスクをつけて……と、いろいろ工夫して、ようやく新型コロナにも慣れてきた頃、2020年7月に熊本県で豪雨災害がありました。球磨川が氾濫・決壊し、八代市、人吉市、球磨村などの流域で多数の死者が出ました。床上浸水が5,800棟を超え、多くの人が避難所へ向かいました。

　さて、どうしても新型コロナの感染リスクが高くなるのが「避難所生活」です。もし避難所で新型コロナ患者さんが発生すると、多少の隔離はできたとしても、災害時に保健所へ連絡ができなかったとき、場合によっては避難所が感染者であふれかえる事態になるからです。

　そういう事情もあってか、熊本県には、早期にDMAT（Disaster Medical Assistance Team；災害派遣医療チーム）が介入することとなりました。

福岡県・13年目 救急看護認定看護師
「人吉や球磨では感染者がいまのところ出ていないとのことだったので、私たちのような外部の人間が感染を持ちこまないか、というのが不安でした」

　そもそも新型コロナの陽性者がまったくいない地域だったこともあり、避難所内でマスクをつけている住民は、むしろ少なかったそうです。

福岡県・13年目 救急看護認定看護師
「夏場だったのですが食事の配給が少なくて、取り置きする人も多かったです。新型コロナよりも食中毒のほうが心配でした」

新型コロナ対策として、ソーシャルディスタンスを保つために避難所1ヵ所あたりの受け入れ人数を制限するところが多かったようです。そのため、廊下や物置のような、通常宿泊できる場所ではないところで寝泊まりすることを余儀なくされた人が多かったのです。車中泊をする人もいました。新型コロナ対策という大義名分をかかげて、血栓塞栓症のリスクが増えてしまっては元も子もありません。

大分県・8年目 看護師
「避難所から戻ってきて新型コロナになってしまった患者さんがいたんですけど、新型コロナそのものは軽症だったのですが、下肢にすごい血栓があって、そちらのほうが心配でした」

　新型コロナにかかると、血栓塞栓症ができやすいのです。発症率は全体で約21%程度とされていて[1]、新型コロナの患者さんに対して、抗凝固薬であるヘパリンを投与していた施設も多かったと思います。

　各自治体のマニュアルでは、避難者を受け入れる際、「手指消毒やマスクの配布をおこない、検温や健康状態の確認をおこなったうえで、感染の疑いがある人とそうでない人で避難スペースを分ける」という無理難題が書かれています。マンパワーがあればそういうことも可能かもしれません。しかし、キャパシティを上回る避難者がやってきた場合、どうしても密になってしまうため、感染対策は後回しにならざるをえないのが現状でした。

引用・参考文献
1）Malas, MB. et al. Thromboembolism risk of COVID-19 is high and associated with a higher risk of mortality: A systematic review and meta-analysis. EClinicalMedicine. 29-30, 2020, doi: 10.1016/j.eclinm.2020.100639.

第**2**章

ウイルスの
猛威

32 関西の医療崩壊：軽症・中等症病床で人工呼吸器装着患者さんのケア

「第4波、なんかヘンじゃないですか?」

　私のいる大阪府は、2021年4〜5月の第4波で恐ろしい病床逼迫が起こりました。連日報道されていたように「医療崩壊」と言っても過言ではない事態でした。さほど基礎疾患がない患者さんでも広範囲の肺炎を起こしていることが多く、これは第1〜3波には経験したことのない現象でした。

　あのとき、大阪で一体何が起こっていたのでしょうか。実は、2021年1月に出された2回目となる緊急事態宣言について、大阪府は当初の予定より前倒しとなる2月末での解除を要請しました。これは結果的に東京よりも3週間早い緩和になりました。

　すると、あたかもそれを待っていたかのように、N501Y変異を持つアルファ株が大阪を襲いました。当時、変異ウイルスかどうかは検査が難しかったのですが、どう考えても今までとは性格が異なる新型コロナだったので、変異ウイルスだなと直感でわかるレベルでした。そして、このわずか1ヵ月後には「まん延防止等重点措置」が発令される事態となってしまいました。

　2021年4月に入ってから、コロナ病棟に肺が真っ白になった患者さ

●まん延防止等重点措置と緊急事態宣言　社会・経済活動においての重大な懸念や影響を示す感染症の拡大を防ぐための、法的拘束力を持った法的措置。緊急事態宣言はステージ4相当（爆発的な感染拡大）となった場合のみに発令が検討されるのに対して、まん延防止等重点措置はステージ3相当（感染者の急増）段階で発出が可能です。事業所などへの対策は緊急事態宣言が「時短と休業の要請・命令」であるのに対し、まん延防止等重点措置は「時短要請・命令」のみとなり、休業要請は発生しません。

んが次々と運び込まれてきました。「先生、なんかヘンじゃないですか？」と同僚の看護師に言われたのを覚えています。たしかに、対応した医療従事者の多くが「これまでより重症が多いな……」と感じていました。

　入院してくる多くの患者さんが、酸素飽和度90％未満でした。つまり、酸素療法が必要な呼吸不全ということです。いやいや、これはいくらなんでも多すぎるでしょう。また、朝まで病棟の廊下を歩いていた人が、数時間後に挿管しているという事態が出てきました。肺炎にしてはスピードが早いなぁというのが第4波の印象でした。

　とにかく、目の前の患者さんの診療にあたることが最優先でしたので、大阪府の病床が逼迫するなどとは夢にも思いませんでした。

重症病床に待ちが発生

　2021年3月末には余裕があった重症病床が、4月7日の時点で突然20人待ちになっていました。「待ち」が発生するなんて、人気テーマパークのアトラクションじゃないんだから…。大阪府入院フォローアップセンターも、重症化した患者さんの割り振りにてんてこ舞いで、電話口の後ろではたくさんの人の声が聞こえていました。そして、大げさではなく本当に、あっという間に重症病床が満床になってしまいました。

　軽症・中等症病床にはまだ空きがあったので、「重症病床が満床なんて、そんな馬鹿な話があるか！」と思いました。しかし、それは紛れもない現実でした。つまり、一気に重症患者さんが増えてしまい、軽症・中等症病床が埋まる前に重症病床がパンクしてしまったのです。病床使用率のグラフ **図1** を見てもわかるように、先に重症病床が埋まってし

●軽症・中等症病床と重症病床　基本的に中等症IIまでの患者を診療する病床です。中等症IIは、酸素投与が必要な新型コロナ肺炎例です。自治体によって重症の基準が異なりますが、機械換気が必要になると、一般的に重症と判断されます。

117

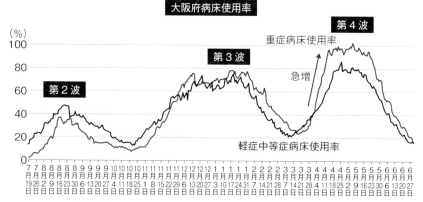

大阪府病床使用率

第4波

第3波

第2波

重症病床使用率

急増

軽症中等症病床使用率

(%)
100
80
60
40
20
0

図1 重症病床使用率が第4波で一気に100%に到達

まったのです……。

　第3波の時点で「もし軽症・中等症病床で患者さんが重症化した場合、重症病床が逼迫しておれば、2例ほど自院で診ていただくことになる」という自治体からの通達をもらっていたこともあって、職員一同覚悟を決めざるをえませんでした。もともと大阪府にはICUレベルのケアが提供できるベッドが618床しかありません。別に少ないわけではなく、これが全国平均的な集中治療の現状だろうと思います。

　「病床をもっと増やすべきだった」という意見はごもっともなのですが、無尽蔵に源泉のごとく病床が湧いて出てくるわけではありません。それをケアする医療従事者が全然足りていなかったのです。

大阪府・21年目 看護師
「日本各地から看護師が応援に来てくださって、本当に助かりました。でも、来るたびに自院のルールを教えるのが大変でしたね」

　一番人手が必要だった重症病床には全国から看護師の応援がありましたが、問題は、軽症・中等症を広く受け入れていた病院が、窮地に立たされるということでした。たとえば、コロナ病床を5床だけ持っている

小規模の病院であれば、万が一1人が重症化しても、そこに院内の医療資源を集中させればしのげます。しかし、国公立の病院は50床、60床、多いところでは90床がコロナ病床になっていますから、その中でたとえば10%が重症化すれば、人工呼吸器を装着せざるをえない患者さんが院内にたくさん発生します。

多くのCOVID-19を引き受けてきた軽症・中等症病床では、いつ重症化するかわからない大量の患者さんを抱えた闘いが始まりました。4月に入ってわずか1ヵ月で、当院は約100人の新型コロナ患者さんを引き受けたのですが、約7割が呼吸不全を合併しているという恐ろしい状況でした。

大阪府・15年目 看護師
「軽症で歩いてやってくる患者さんならまだ対応できますが、呼吸不全になって酸素を吸わないといけない人が1日に5人やってきたときは、焦りました」

兵庫県・12年目 看護師
「隣の大阪府の状況が耳に入っていたので覚悟はしていましたが、まさか入院してくる人ほぼ全員の肺が真っ白だなんて思いもしませんでした」

第4派では人工呼吸器を装着しても転院できないケースが大阪府内で多発し、一時、94人の重症者が軽症・中等症病床で管理されているという状況に陥りました**図2**。重症者449人のうち、94人（20.9%）が軽症・中等症病床で管理されていたのです。

重症病床に大量の「待ち」が発生していたため、重症予備軍を多数抱えることに現場の不安と負担が常に大きい状態でした。ここで人工呼吸器を装着せざるをえない患者さんが病棟で3人、4人と発生すれば、ケアする看護師の心は折れてしまうかもしれないと感じました。

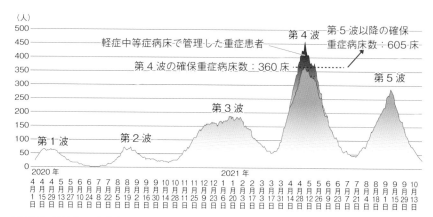

図2 大阪府の重症患者数
（第4波は病床不足で医療が逼迫したが、第5波は余裕をもって診療ができた）

重症例を軽症・中等症病床で診るということ

　人工呼吸器を装着した患者さんを管理するためには、集中治療レベルの人的資源が必要になります。人工呼吸器を上手に同期させるため鎮静薬を持続点滴し、中心静脈ルート、膀胱バルーンカテーテル、経鼻胃管チューブを管理し、こまめに体位変換し、清拭や排泄のケアもおこない……、数えればキリがないほど看護に手間がかかります。

　ICU では、こうした重症患者さんに人的資源を集中させることができますが、一般病床で人工呼吸器を装着した患者さんと廊下を出歩く認知症高齢者をわずかな人員で同時に看護すると、医療過誤が起こりかねません。せん妄で叫んでいる高齢者の対応をしている最中に、別の患者さんの人工呼吸器のアラームに対応できなかったら、大変なことになるかもしれません。

大阪府・13年目 看護師

「もともと人工呼吸器の患者さんを看護する前提ではなかったので、特に
まだ経験の浅い若いナースがそれに対応しなければならないという状況に
焦りました」

　集中治療の看護経験がある人はともかく、どちらかといえば慢性期寄
りの看護しか経験がない看護師や、まだそこまで経験を積んでいない看
護師もコロナ病棟勤務を余儀なくされていたことがあって、ICU レベ
ルの看護を提供できるのか不安に思っていた病棟スタッフが多かったの
は事実です。

奈良県・21年目 看護師

「『これだけの新型コロナ患者数に対してこれだけの看護師がいればいい』
という簡単なロジックではないんです」

　これは当院でも痛感したところです。「中等症Ⅱ」、つまり酸素療法が
必要だけど人工呼吸器までは必要ない患者さんであっても、喀痰吸引が
頻回に必要な認知症の 80 歳と、病棟内を歩ける 50 歳では、看護必要度
が全然違います。ここにせん妄が加わると、もうカオスです。

大阪府・7年目 看護師

「重症患者さんに、適切な看護が提供できていないのではないか、と申し
訳ない気持ちでいっぱいでした。これまでやっていた看護がまともに提供
できていなかった気がします」

兵庫県・2年目 看護師

「正直なところ、現実問題、口腔ケアは後回しになっていました。本当に
申し訳ないんですけど……」

　病床が増えるほど、重症患者さんが増えるという上記の構図があって、

看護師の間には「申し訳ない」と感じる人が多かったようです。今回のヒアリングでは、こういう意見が一番多かったのですが、マスメディアにはあまりこういう最前線の看護師は出てきませんでした。そのため、どういう気持ちで看護をしていたのか、医療従事者でさえも知らない人が多いと思います。

大阪府・19年目 看護師
「『無理です』って下のコが泣いちゃったんですよ、そりゃそうですよ。あんなPPEを着た状態で、見たこともない人工呼吸器を装着した患者さんを看護しなさいだなんて……」

　普通、看護師は、ICUがある病棟で人工呼吸器を装着した患者さんの看護を、先輩看護師の指導のもと学んで経験を積んでいくものですが、初めてのその看護がコロナ病棟だったという若い看護師もたくさんいました。それをOJT（45ページ）だと好意的に受け取ってくれる看護師もいましたが、みんながそうではありませんでした。

　軽症・中等症患者さんを広く受け入れていた私立の病院では、ただでさえ人手が少ない病棟で、転院できない人工呼吸器装着患者さんを若手看護師がケアしなければならない状況もありました。

　われわれ軽症・中等症病床の医師も、全員が集中治療に長けた人ではないため、患者の処置にあたるシミュレーションを繰り返しました。特に気管挿管や人工呼吸管理は、コロナ病棟を担当する医師全員が技術を習得する必要がありました 写真 。

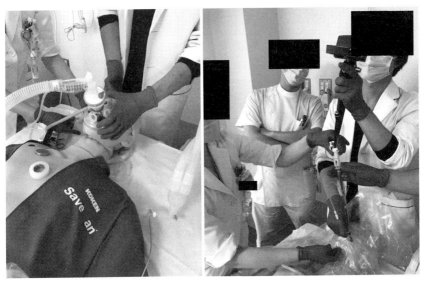

写真 挿管シミュレーション

気管支鏡を用いて新型コロナ患者さんに見立てた人形に、気管支鏡を用いた気管挿管をおこなう医師たち。

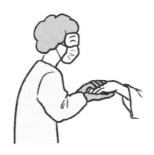

33 関西の医療崩壊： 地獄のゴールデンウィーク

酸素、酸素、酸素……

　たまたま私はゴールデンウィークのコロナ病棟担当だったのですが、思い出したくもないくらいたくさんの新型コロナ患者さんがやってきました。アルファ株の襲来だったのですが、当時は「ええっと、これは別の感染症なのかな」というくらい凶暴なウイルスに見えました。

　第3波の頃は、胸部CTを撮影して背筋がゾっとする陰影が時折あったくらいなのですが、第4波はやってくる患者さんのほとんどがゾっとするくらいヒドイ陰影で、私自身も感覚が麻痺してきました。

大阪府・6年目 看護師
「入院してくる患者さんのほとんどが酸素を吸っていて、ネーザルハイフローも常時複数台稼働している状況だったので、病院の酸素が足りなくなるんじゃないかと不安になるほどでした」

兵庫県・18年目 看護師
「たくさんの新型コロナ患者さんを受け入れていたので、実際に酸素が足りなくなりそうというニュースがあって、酸素業者さんが頻繁に出入りしていました」

●アルファ株　イギリスから世界に広がり、感染力が従来のウイルスより70％程度強いと報告されたウイルス。大阪府第4波の主犯格です。コイツが犯人です！

当院でも53人の入院患者さんのうち、最大で44人が酸素を吸っていた時期があって、酸素は大丈夫なのかと不安に思ったのを覚えています。心なしか、レッドゾーン内全体の吸入酸素濃度が高いんじゃないかというくらい、どこの病室からも酸素がシューシューと音を立てていました。

コロナ病棟の廊下に立って、「医師になって、こんな光景は見たことないなぁ……」と思いました。

連日の気管挿管

大阪府の第4波は、2021年のゴールデンウィークが一番の地獄でした。本当に地獄で、おとといに気管挿管、昨日も気管挿管、そして今日も気管挿管……なんてことがありました。冗談抜きで、夢の中でも気管挿管していました。まぁ、麻酔科医は毎日こういうことをしているわけですが。

朝、ベッドサイドで話ができていた、酸素投与量が2L/分の患者さんが、夕方に呼吸状態が悪くなって、夜に気管挿管することもありました。

「鼻から2L/分の酸素を吸っていただいていて、今のところ呼吸状態は安定しています」とほんの数時間前に家族に電話したばかりなのに、「急速に呼吸状態が悪くなって、いまから人工呼吸器につなぎます」と言わなければならないこともありました。あまり楽観的に言いすぎると、いろいろとトラブルになりかねないので、酸素を吸っている中等症Ⅱの患者さんについては「油断はできない」ということを最初の時点で伝えるようにしました。

気管挿管して人工呼吸器に接続しても、重症病床に転院できないことは覚悟していました。実際90人待ちの状態で転院できるとは期待していませんでしたから、気管挿管する側としても、軽症・中等症病床で診きるつもりで向き合っていました。

人工呼吸器の鎮静に使うプロポフォールの供給不足も懸念され 写真 、

鎮静剤供給に関するお詫びと出荷調整のお知らせ

拝啓　時下ますますご清祥のこととお喜び申しあげます。

平素は格別なるご高配を賜り、厚く御礼申しあげます。

　新型コロナウイルスの感染拡大が進む中、日々医療の最前線で患者さんの治療に尽力されている医療従事者の皆様に、心から敬意を表するとともに、深く感謝を申しあげます。

　さて、ご愛顧いただいております下記5品目の鎮静剤につきまして、ここ数週間の新型コロナウイルスに起因する人工呼吸器を必要とする重症患者の増加に伴い、需要が大幅に増加しており、在庫がひっ迫している状況でございます。このため、当面の間、既存先様への供給確保を目的とした特約店様への出荷調整を実施させていただきます。

　さらには、このたびの出荷調整対象製品における新規でのご採用に関しましては辞退させていただきます。

　誠に恐縮ではございますが、何卒ご了承賜りたくお願い申しあげます。

　なお、出荷調整解除の時期につきましては、今後の需給状況を慎重に見極め、確定次第改めてご連絡申しあげます。

　患者様および医療関係者の皆様には多大なるご迷惑をお掛けしますこと、心より深くお詫び申しあげます。

　諸事情をご賢察の上、何卒ご理解とご了承を賜りますようよろしくお願い申しあげます。

写真 製薬会社からの通達

2021年5月上旬は、大阪府はまさに地獄の様相でした。

　普段から手術室やICUが稼働している施設にはさほど影響はありませんでしたが、人工呼吸器管理に慣れていない軽症・中等症病床で、プロポフォールが手に入らなかった施設では、ミダゾラムとフェンタニルでどうにか乗り切っていました。流通が滞ったのは、製薬会社の責任ではありません。それほど新型コロナが大阪府で急増したためなのです。1ヵ月で一気に約400人増えたわけですから、災害級と言ってよいでしょう。

大阪府・21年目 看護師

「重症病床に転院できず、気管挿管の技術もちょっと怪しい先生が、完全にフリーズしてしまったことがあって。人工呼吸器につながないとダメだったので、急遽、麻酔科医の先生を呼び出したこともありました」

●プロポフォール　全身麻酔や鎮静薬に用いられる牛乳のように白い製剤です。商品名はディプリバン®です。体重によって投与量が異なりますが、肥満体型の男性だと2〜3時間でシリンジが1本なくなるくらい消費します。そのため「交換が大変だった」という看護師の意見もありました。

70歳を超えた院長が重症患者さんの診療にあたっていた病院もありました。大阪府内では「エッ、あの先生が……!?」という話もよく聞きました。

重症患者と向き合うのは看護師

　重症患者さんと接する時間が最も長いのは、医師ではなく看護師です。人工呼吸器のケアにおいても、ほとんどの時間で患者を看ているのは看護師です。そのため、人工呼吸管理を要する患者さんの安全性を担保しているのは、やはり看護師なのです。

　ECMO は臨床工学技士がいてくださって安全に運用できるものですが、臨床工学技士が ICU へ入ることが制限された施設もありました。そのため、普段の ECMO の管理自体を看護師に委ねる場面も多かったのです。流量低下時、動脈血酸素分圧低下時の対応、ウエットラングおよび血漿リークの判別、回路内の凝血チェックまでを、看護師がおこなうことになりました。

　看護師にとっても厳しい第4波でしたが、ここぞとばかりに OJT（45ページ）が可能だったのが、集中治療の看護です。集中治療経験のある看護師が、経験のない看護師に OJT でどんどん知識や看護技術を提供していき、当院でも多くの看護師が人工呼吸器の看護に携わりました。

大阪府・15年目 看護師

「いつも臨床工学技士さんにおまかせでしたから、ECMO の看護なんてしたことがなかったんです。コロナ禍初期の頃は、病棟でも2人くらいしかできなくて。それが今では、15人の看護師が ECMO に携わっています。若い看護師も重症看護に慣れて、全体としてのスキルはかなりアップしたと思いますよ」

34 関西の医療崩壊：
宿泊施設で呼吸不全の管理

入院すらできない

　先述したように、重症病床がパンクし、軽症・中等症病床の新規受け入れが制限され、救急搬送ができなくなり、挙句の果てにやってきたのはホテルなどの宿泊療養施設や自宅で新型コロナ患者さんの病状が悪化するという事態でした（図）。本来入院しなければならない人が、次々と悪化していく様子は、地獄絵図と言っても過言ではありませんでした。

　第4波当時の確保部屋数は約4,000部屋ありましたので、重症病床ほど逼迫はありませんでしたが、療養者の増減の振れ幅はかなり大きく、スタッフを疲弊させました。

大阪府・19年目 看護師

「宿泊療養施設は、病院ではありません。だから、医療としては本当に何にもしてあげられないんです。電話で声をかけてあげるくらいしかできない。それがもどかしくて、つらかったです」

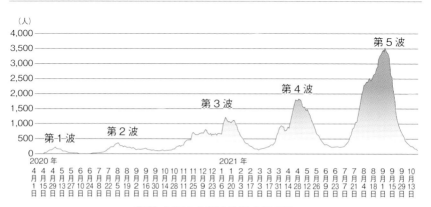

図 大阪府の宿泊施設療養者数

看護師が、療養者からの電話で「自分の酸素飽和度が低い」という報告を聞いて、それを入院フォローアップセンターに申し送っても、病院に受け入れキャパシティがない以上、コロナ病棟には搬送できません。酸素飽和度があまりにも低いので救急車に来てもらって、救急車内で長時間酸素投与をしたケースもありました。

救急車の中で待機を余儀なくされる患者が相次いだことから、大阪府は、2021年4月に酸素吸入などの処置がおこなえる「入院患者待機ステーション」を大阪市内の2ヵ所に設置しました。

それでもなお、酸素飽和度が90％を下回っていても宿泊施設で待機する人が複数出てしまい、大阪府は「次の手」を打たざるをえませんでした。それが、ホテルなどの宿泊療養施設における酸素投与や自宅への往診医の派遣です。これについては、北海道でもほぼ同じ状況が起こりました。

大阪府・28年目 看護師
「酸素飽和度が90％未満の人が宿泊施設内に3人・4人といたことがあって、その全員が入院できないということがありました。2021年4月末にようやく酸素濃縮器が設置されることになったのですが、もう少し早く欲しかったなと思います」

各宿泊療養施設に数台ずつの酸素濃縮器が配備されて、呼吸不全でもなんとか宿泊療養施設で耐え忍ぶことができるようになりました。ただ、これはあくまで時間かせぎにすぎず、点滴などの治療はできません。

大阪府・19年目 看護師
「私は、宿泊療養施設の業務に就くまでは総合病院で勤務していたんですけど、患者さんの顔色やしぐさなどを五感でアセスメントしていました。しかしここでは、電話の問診だけで情報を得なければいけません。救命救急センターの勤務経験がある看護師から、電話口でどういう情報を引き出すのがよいかなど、いろいろ教わりました」

実は、このとき抗体カクテル療法が宿泊施設でどんどん投与できれば
よかったのですが、第4波のときにはまだその話はなかったのです。
　大阪府では第4波までに、延べ約18万人の新型コロナ患者さんを宿
泊療養施設で対応していますが、幸いにも施設内での死亡者はゼロです。
各看護師が、病院に優先的に入院させるべき患者さんのトリアージを適
切におこなったおかげだと思います。

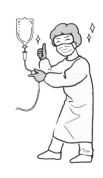

35 関西の医療崩壊： 救急車を呼んでも搬送できない

救急医療の牙城が崩れた

大阪府・14 年目 看護師

「救急車を呼んだけど病院が見つからない、というのを 3 回以上繰り返した新型コロナ患者さんもいました」

大阪で新型第 4 波が猛威を振るっているとき、患者さんの入院調整をしている大阪府入院フォローアップセンターが機能不全に陥ってしまう事態になりました。前述したように、4 月上旬から重症病床が完全満床になってしまい、それによって軽症・中等症病床で多数の重症患者を管理することになり、結果的に軽症・中等症の患者さんが入院できなくなったからです **図**。

改正感染症法に基づいて新型コロナ専用病床のない病院に受け入れを要請し、大阪府の重症病床 224 床から一気に 100 床増やすことができました。しかしそれでもまったく足りず、結果的に最大で 449 人の重症者を大阪府は抱えていました。

大阪府がこれを「遅い」「失策だ」と批判を受けている場面をよく目にしますが、個人的には大阪府は本当によく頑張っていると感じていました。新型コロナ用の重症ベッドを、これほど機動的に増やせる自治体は、なかなかないと思います。

重症病床では患者さん 2 人に対して看護師が 1 人という、いわゆる 2：1 看護が必要になります。物理的にこれが可能なのは、大阪府は 618 床でした。たとえすべての待機手術を中止したとしても、618 床のうち

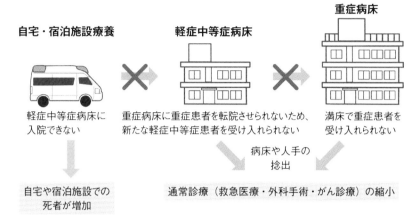

自宅・宿泊施設療養　　　　軽症中等症病床　　　　　　　重症病床

軽症中等症病床に
入院できない

重症病床に重症患者を転院させられないため、
新たな軽症中等症患者を受け入れられない

満床で重症患者を
受け入れられない

病床や人手の
捻出

自宅や宿泊施設での
死者が増加

通常診療（救急医療・外科手術・がん診療）の縮小

図 大阪府の医療崩壊（2021年4月〜5月）

使えるのはせいぜい350〜400床くらいです。ゆえに、実際に発生した新型コロナの重症患者さん449人という人数は、ケアが到底不可能な「災害時」の水準だったのです。そのため、そもそもハードウェアが限られているわけですから、事前に準備しようがないのが現状だったのです。

2021年5月4日が第4波のピークでしたが、重症患者さんは449人でした（618床を分母にすると72.3％）、このうち94人が重症病床に転院できず、軽症・中等症病床で管理されていました。他方、第4波当時、東京都には1,076の重症病床があり、そのうち新型コロナ重症患者さんは65人でした（6.0％）。あのさなかで10倍以上の差があったため、日本全体で同一の議論をすると実は本質を見誤ってしまいます。逆に第5波は、関東のほうが逼迫がきつかったと思います。

「どこが医療崩壊なんだ」と批判する医療従事者が多かったのも事実です。特に、関西と関東でまったく状況が違いましたので、他府県からの批判は大阪府の医療従事者にとって心が痛くなるものでした。

大阪府・14 年目 看護師

「東京の友達からは、『医療崩壊っていうほど新型コロナ多くないよね?』みたいなことを言われたので、地域によってもかなり差があるんだなぁと思いました」

入院してきた患者さんが語る惨状

新型コロナの患者さんが語っていたのは、とにかく保健所に電話がつながらない、救急車を呼んでも来ない、ということでした。大阪府ではあのとき自宅療養者が1万人を超えていて、おそらくそのほとんどが変異ウイルスに感染した人でしたから、結構しんどい状態で自宅待機を余儀なくされていた患者さんが多かったのでしょう。

ホテルに酸素療法が可能な設備を整えたり、往診を強化したりしましたが、5月上旬はまったくそれが追いつかない状態で、自宅で亡くなる人も出てくる状態でした。

大阪府・5 年目 看護師

「患者さん、入院してきた時点でもうヘトヘトになっているんですよ。『よかった、やっと入院できた』と喜んだ人もいたんですが、その翌日にもう亡くなってしまっていて、私達も申し送りのたびに『エッ、あの人が!?』ということが多くて……精神的についていけませんでした」

当時大阪府を襲ったアルファ株でこの惨状だったので、デルタ株が猛威を振るったらどうなるんだろうとビクビクしていました。デルタ株は、アルファ株とを比較すると、感染力が強く、ワクチンの効果は減弱する

●デルタ株　インドで最初に確認された変異ウイルス。アルファ型変異ウイルスよりもさらに感染性が強いウイルスです。

と当時報告されていましたので※。

※現在はワクチンの効果については2回接種を完遂すればおおむね問題
　ないとされている。

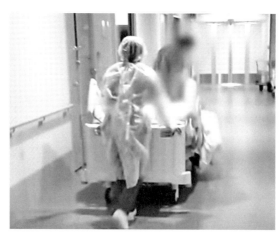

〜患者さんの搬送の様子〜

36 関東の医療崩壊：オリンピックの裏で苦しむ病院

完全にデジャヴュ

　東京都の第5波は大阪府の第4波をそのまま投影したような事態に陥りました。完全に、デジャヴュです。

　図1 をみてみると、とてもしんどかった大阪府の第4波について、東京都ではほとんど影響がなかったことが改めて分かります。しかし、東京都の第5波の現感染者数のグラフがかつてないほど天高く突き抜けていて、2021年8月下旬はどの病院も地獄の様相を呈していました。大阪で医療崩壊を起こしたあの時の教訓が、残念ながら東京でも活かすことができなかったのです。

　軽症中等症病床や重症病床の逼迫度も、第1～4波を大きく超えて過去最高の入院患者数を記録しました（**図2・3**）。

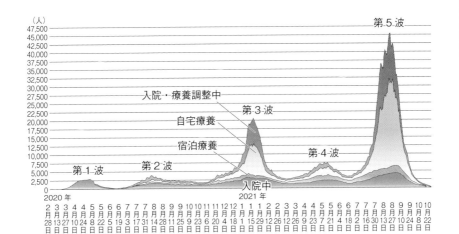

図1 東京都の感染者内訳

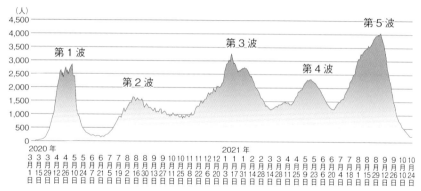

図2 東京都の軽症中等症入院患者数

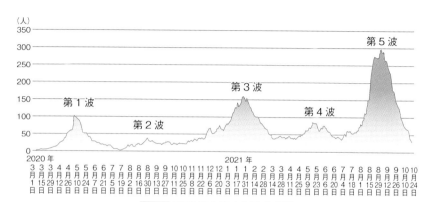

図3 東京都の重症入院患者数

　東京オリンピック・パラリンピックの開催について、感染症の専門家からも苦言が呈されました。「ニュースでは○○選手が金メダルをとった」、などの報道がたくさん流れましたが、新型コロナの医療逼迫に関するニュースがそれに隠れてしまい、徒労感に苦しんだ医療従事者も多かったと思います。

東京都・22年目看護師
「オリンピック選手が競技で汗を流している間、私たちは真夏のコロナ病棟で汗を流していました。このことは、一生忘れませんよ」

救急隊がすべて出動していた

　8月10日、東京消防庁から「非常編成した救急隊を含め、本部機動救急隊がすべて出動している」と通達が流れました。これは、言い換えれば「救急車を呼んでも搬送困難になりうる」ということです。都内の救急医の多くが、「こんな現象を初めて見た」と言っていました。都内の救急を扱っている病院のいくつかにヒアリングをおこなったところ、血圧や呼吸状態が悪くて3次救急が必要であっても、多くが断らざるを得ない状況にあり、搬送できない救急隊員が苦肉の策として他府県への搬送、あるいは2次救急扱いにして病院を探しているとのことでした。それでも見つからないケースもあったそうです。

　実際、5つ以上医療機関に断られるか、20分以上待機を要する「東京ルール」の適用件数は第5波ピーク時に過去最多の水準、一時180件にまでに到達しました[1]（**図4**）。

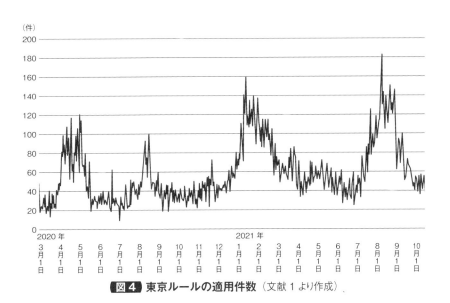

図4 東京ルールの適用件数（文献1より作成）

東京都・11年目看護師
「救急医の救急搬送依頼のPHSが鳴りっぱなしだったのですが、ずっと
電話がかかってくるので、目の前の患者さんの処置が何もできない状態に
なりますから、もう諦めてPHSは事務に預けていました」

引用・参考文献
1) 東京都オープンデータカタログサイト. 東京都 救急医療の東京ルールの適用件数.
https://catalog.data.metro.tokyo.lg.jp/dataset/t000010d0000000091/resource/65811bde-
6a3e-459a-be44-a508abe12f4b

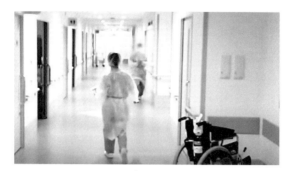

~レッドゾーンの廊下~

37

関東の医療崩壊： 在宅死を防げ！

訪問診療への期待が大きかった

　関東では新型コロナを在宅で診療することを積極的にすすめようとしていました。クリニックで訪問診療をしている医療従事者は、そもそもコロナ禍前から日常診療で忙しい状態です。これに加えて新型コロナワクチンの接種業務をおこないながら、さらに新型コロナで自宅療養している患者さん宅に訪問診療するというのは、きわめて困難でした。

神奈川県・18年目看護師
「自治体や医師会からの依頼も理解できるんですけど、新型コロナの往診を普段の業務にプラスするのは、物理的に厳しかったです。オンラインでできる若い人はいいですが、高齢者だとやはり自宅まで行かないとダメですし……。難聴があるだけで、オンラインは基本的にアウトなんです」

ステーションの整備

　そんなジレンマを解消すべく、自宅療養中に新型コロナの症状が悪化したときに、確実に酸素投与や治療につなげることができるよう、各自治体で「入院待機ステーション」や「酸素ステーション」が立ち上げられました。

　東京都では、入院治療が必要にもかかわらず待機を余儀なくされた患者さんを臨時で受け入れる施設として、酸素投与が可能な宿泊療養施設「TOKYO入院待機ステーション」を整備しました。さらに、自宅療養中の患者さんの悪化にそなえ、酸素投与が可能な「酸素ステーション」

も整備されました。

　とはいえ、災害時の医療救護所のような役割で、医療従事者としては
ベストな施設とは言えません。あくまで、自宅・宿泊施設・訪問診療・
オンライン診療などのプレ・ホスピタル・ケアの選択肢をさらに増やそ
うという戦略です。第5波の活用は想定よりかなり少なかったそうです
が、今後第6波以降で患者数が急増するフェーズがあれば、こうしたプ
レ・ホスピタル戦略を活用しないといけない日が来るかもしれません
（**図**）。

　当時、カシリビマブ／イムデビマブなどの抗体カクテル療法、ソトロ
ビマブなどの抗体療法が安易に投与できる仕組みがあればベストだった
のですが。

千葉県・15年目看護師
「新型コロナが回復しつつある患者さんをササっと後方支援病院や宿泊
施設に移せる柔軟性が担保されないと、どこかで目詰まりを起こしてしまい
ます。第1波のときからそうでしたけど、早く退院させたいけど退院できない患者さんの
課題はいまだに解決していない。もちろん、コロナ禍前の誤嚥性肺炎なんかでも同じ
構図なんですけど……」

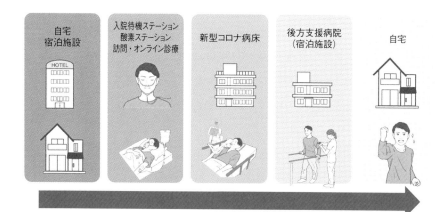

図 新型コロナ病床のプレ・ホスピタル機能を有するステーションを整備

38 関西と関東の医療崩壊：非コロナ診療の縮小

「直接的逼迫」と「間接的逼迫」

　マスメディアが取り上げていた「医療逼迫」は、「直接的逼迫」のことを指します。これは新型コロナの患者さんが急増し、新型コロナ患者さんが自宅やホテルからコロナ病棟に入院できない状況に陥ることです。幸いにも中国武漢やイタリア、ニューヨークで見られていたようなパニックには発展しませんでしたが、毎日３人、４人と入院してくる患者さんの多くが呼吸不全に陥っている光景を目にしたときは、さすがにあぜんとしました。

　15年以上医師をやってきて、こんな肺炎ばかり起こす感染症を診たことがなかったからです。間違いなく、私たちは医学史において歴史的瞬間に立っているのだろうという確信がありました。

　大阪府の第４波では、がん診療の象徴的な位置づけであった"がんセンター"が新型コロナ患者さんを受け入れるという決断をおこない、ニュースになりました。また、緩和ケア病棟も閉鎖や休止が相次ぎました。これはすなわち、がん診療の実質的な規模縮小につながります。こうした非コロナ診療、すなわち、がん診療、救急医療、外科手術などの「間接的逼迫」も、「医療逼迫」の一つなのです。

　実際に通常診療が回らなくなっていたので、今思えば「医療逼迫」ではなく、本当に「医療崩壊」だったのだろうと思います。

受診の遅れがもたらすもの

　34研究・127万人の患者さんのデータを統合したところ、手術・抗が

ん剤治療・放射線治療などのがん治療が1ヵ月以上遅れた場合、死亡リスクが少なくとも6%高くなる可能性があることが示されました[1]。新型コロナのせいで、待機時間が長くなってしまうと、それに比例して死亡リスクが高くなるということです。乳がんの場合、手術が2ヵ月延期になると死亡リスクが17%、3ヵ月延期になると26%上昇しました。

　コロナ禍では、救急搬送も滞ります。感染者が多い月では、搬送困難であったという解析結果が報告されています。第4波の真っただ中、非コロナ疾患の患者さんがどこにも搬送されず、心肺停止の状態で搬送された事例もありました。また、新型コロナが陽性だった自宅待機者の状態悪化時に、24時間以上搬送されずに救急車内に待機していた事例もありました。当院にも、そういった患者さんが何人か搬送されて来ました。

大阪府・14年目 看護師
「急性アルコール中毒の患者さんが、数病院に断られた後に来院した、なんてこともありました。通常の救急医療も危ういなと思いました」

　さらに、受診控えも顕著になりました。代表的なものは心血管疾患です。医療崩壊が現実化したニューヨークでは、心血管疾患による死亡率は、コロナ禍前とコロナ禍で2倍以上差があることがわかりました[2]。当院は結核診療をおこなっているのですが、2019年に比べて新規の結核患者さんが急減したことも気になりました。実際に、軽度の症状では病院に行かなくなった層がいるため、結核の診断も1ヵ月以上は遅れているだろうと推測されています[3]。

　新型コロナの波は、数週間で一気に過ぎ去ります。喉元過ぎれば熱さを忘れることは重要で、行こうと思って行けなかった人間ドックなどは、しっかり受けてほしいと思います。

　おそらく、今後数年かけて、コロナ禍で受診が遅れたがんに関する報告が相次ぐと予想されます。そして残念ながら、がんによる死者は一時

的に増えるかもしれません。これも社会的な新型コロナ後遺症と言える
でしょう。

1年間食事療法を続けた糖尿病が……

コロナ病棟で働いていると、糖尿病のコントロールがやたら悪い人が
多いことに気づきます。ヘモグロビンA1cは過去1〜2ヵ月の血糖値で
上下する検査項目ですが、8％で「ちょっと悪いかな」程度のところ、9
％、10％あたりはザラでして……。結核病棟ではこういう現象はよく見
かけるのですが、コロナ病棟でこういう集団が多いとは予想外でした。

患者さんによくよく聞いてみると、「病院に行くと新型コロナがコワ
イじゃないですか。お薬はないけど、食事療法で頑張ろうかなって思っ
て……」という答えが返ってくることがよくありました。

いや、さすがにそりゃ糖尿病も悪くなります！よかれと思って頑張
っていたことが、結果的に新型コロナの罹患リスクを上げてしまうとい
う、悲しい結果です。

京都府・10年目 看護師
「糖尿病のケがあると言われた患者さんの血糖値が500だったこともあり
ました。"ケ"どころか！」

引用・参考文献
1) Hanna, TP. et al. Mortality due to cancer treatment delay: systematic review and meta-analysis. BMJ. 371, 2020, doi: 10.1136/bmj.m4087.
2) Wadhera, RK. et al. Cardiovascular Deaths During the COVID-19 Pandemic in the United States. J Am Coll Cardiol. 77 (2), 2021, 159-69.
3) Di Gennaro, F. et al. Increase in Tuberculosis Diagnostic Delay during First Wave of the COVID-19 Pandemic: Data from an Italian Infectious Disease Referral Hospital. Antibiotics (Basel). 10 (3), 2021, 272

39 やれる治療は全部やってください、ECMOも！

アドバンス・ケア・プランニング（ACP）

　これは私たち医師の「病状説明力」が問われる問題なのですが、要はアドバンス・ケア・プランニング（ACP）の話です。市中肺炎と同じく、「どこまで治療をおこなうか」について本人や患者家族と話を詰めておく必要があります。

　私はこれまで市中肺炎をたくさん診てきましたので、基本的にはそれと同じように説明しています。急性期感染症であるが人工呼吸器を離脱できないケースがあること、離脱できなかった場合は長期に気管切開を要することなども説明します。

　しかし、コロナ禍に入ってなぜかECMOが注目を浴びました。いやいや、前からありましたよ、この人工肺。しかし、マスメディアは「夢の機械！」みたいな感じでECMOをヨイショし始めました。私はECMOを使う技術がありませんし、世の医師のほとんどはECMOを使えないと思います。このケアができる看護師も限られているでしょう。

　突如として、ACPにECMOが入ってきたのです。

京都・14年目 看護師

「『テレビでやっていたECMOという治療までお願いします』という患者さん家族もチラホラいて、いやいや簡単に装着できるものでもないし、その年齢は無理ですよと思いました」

●アドバンス・ケア・プランニング（ACP）　Advance Care Planning の略で、あらかじめ、患者さん自身の意思が尊重されるように、家族や医療スタッフをまじえて、最善のケアが選択されると思えるような対話のプロセスのことです。延命につながる処置や、心肺蘇生、人工呼吸器の装着なども含まれます。

芸能人がECMOを装着していたというニュースが流れ、高齢者でも装着できると思った家族さんから、「とりあえずECMOまでお願いします」と言われることも増えました。そんなにすぐに用意できるものではないのですが……。

北海道・9年目 看護師
「治療法について、いろいろな情報がメディアを錯綜していたころ、『イベルメクチンかアビガン使ってください』と言われることもありましたが、私たちに言わずに主治医に言ってよって思いました」

　とにかくコロナ禍で目立ったのは、患者サイドからいろいろな情報が出てくることでした。アビガンはどうだ、イベルメクチンはどうだ、など、これまでの疾患ではそんな治療法について知らなかった人がほとんどだったのに、コロナ禍に限っては連日マスコミが「新たな治療法が登場！」みたいなニュースを流していました。

　さて、ACPというのは新型コロナに限らず、あらゆる疾患において重要です。しかし、80歳を超えている親がいるのに、一度もACPについて話し合ったことがないという家族はまだまだ多いです。

　「看取り」についてはなかなか難しいことがたくさんあります。たとえば、気管挿管もしないし、本人も望んでいるなら、好きなものは食べさせてあげてほしいと私は思っています。しかし、誤嚥のリスクが高い状態では、病棟としてOKを出すわけにはいかない事情もあります。ただ、死ぬ直前まであれもダメこれもダメと言われて、家族にも会えずに孤独に死んでいくのはかわいそうだな……とも思います。

トリアージ

　大阪府の新型コロナ第4波では、軽症・中等症病床で重症患者さんをケアしなければならない状況に追い込まれました。「看護師人員が少な

い夜勤で、人工呼吸器を装着した患者さんを複数人管理するのはさすがに難しいのではないか」という意見も現場から出ました。実際に複数人の人工呼吸器患者さんを軽症・中等症病床で管理しなければならなかった時期がありました。

大阪府・12年目 看護師
「第4波は30〜50代と若い患者さんが多かったので、人工呼吸器やECMOの取り合いになりました。誰に装着するかの判断が難しいし、本当にタイミングだと思います」

　70歳の患者さんにECMOを装着した翌日に、30歳の重症患者さんが搬送されてきたものの、ECMOがもう1台もない、なんていうこともありました。こういうタイミング次第で、その後の人生が変わってしまった事例もあったかもしれません。

　ご存じのように、救命の可能性の高い患者さんを優先して医療を提供することを「トリアージ」と呼びます。大地震などのような災害が発生して、2人のうちどちらか一方しか助けられない状況にあったとき、超重症の患者さんを一生懸命助けていると、2人とも救えないという事態が起こりえます。これを避ける方法が、トリアージです。

　このコロナ禍の「トリアージ」論、日本の死生観は極めてデリケートで、なかなか行政が踏み込めない領域でもあります。しかし、それでも新型コロナは待ってくれません。明確な指針が示されていない現状では、残念ながら現場の医療従事者に最終決定が委ねられます。トリアージは、医師個人でなく複数人のチームの議論を経ておこなうことが原則ですが、たとえ複数の医療従事者で討議したとしても、「あの選択でよかったのか」と、後で倫理的な苦悩を強いられます。

　海外は、結構このあたりあっさりしていて、高齢者はそもそもICUに入室させないという原則がある国や、若い世代に優先的に人工呼吸器

を配分し、基礎疾患のある高齢者は優先順を下げている国もあります。

　日本のこの状態に一石を投じた研究があります。東京ベイ・浦安市川医療センターの則末泰博ら[1]が実施したアンケート調査です。人工呼吸器配分の優先順位づけに関する6つの基準に対して1,520人（医療従事者854人、非医療従事者666人）が「強く賛成する」「賛成する」「反対する」「強く反対する」のいずれかで回答しました（図）。

　最も支持されたのは、①の「救命できる可能性がより高い人が優先される」という項目でした。また、感染のリスクを負いながら新型コロナに対応に貢献をしていた医療従事者が感染した場合、その人は優先されるべきという原則（④）には、75.5%が賛成でした。反面、先着順（⑤）に賛成した回答者はわずか28.5%でした。

　コロナ禍で人工呼吸器が枯渇した場合、患者さんに先着順でとりあえず装着するのではなく、国際的に認識されている「トリアージ」の原則に基づいておこなわれることが、日本でも広く受け入れられそうな結果ですね。しかし、まだ現場にはこうした指針はありません。

　もし今後、別の新興感染症パンデミックがあったとき、また同じような苦悩が現場に起こるかもしれません。

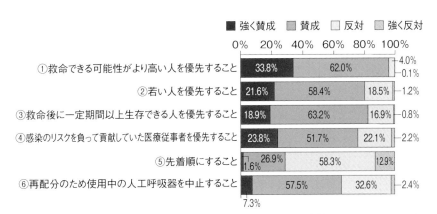

図 人工呼吸器配分の優先順位づけに関するアンケート調査結果（文献1より作成）

引用・参考文献
1) Norisue, Y. et al. Allocation of Mechanical Ventilators During a Pandemic: A Mixed-Methods Study of Perceptions Among Japanese Health Care Workers and the General Public. Chest. 159 (6), 2021, 2494-502.

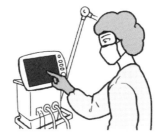

40

肥満があると、
患者さんも看護師も困る！

肥満＝重症化

　新型コロナのリスク因子の一つに肥満があります。これにコントロール不良の糖尿病が加わると、とても重症の肺炎になってしまいます。

　肥満の患者さんは、糖尿病、高血圧、脂質異常症などの生活習慣病を合併していることが多く、そもそも腎機能障害や肝機能障害が起こりやすく、動脈硬化が進行しているため心筋梗塞や脳梗塞などの心血管疾患も合併しやすいとされています。

　また、肥満の患者さんは、肺や胸壁のまわりに大量の脂肪を蓄えているために、胸郭が膨らみにくく換気がそもそも不良です。そして、新型コロナウイルスの受容体である ACE2 受容体は肺胞、肝臓、膵臓などに広く分布していますが、肥満の患者さんは非肥満と比べて受容体の発現量が多いと報告されています。肥満者の脂肪組織には炎症を引き起こすマクロファージが侵入し、慢性炎症の状態になっており、感染するとサイトカインが過剰に放出される、いわゆるサイトカインストームを起こしやすいと考えられます。

　実際、30 歳代の若い患者さんで重症化するのは、ほとんどが肥満でした。やせ型の 30 歳代の重症患者さんは、コロナ禍でほとんど診たことがありませんでした。

腹臥位療法

　重度の肺炎が起こってしばらく経つと、背中側の空気の入りが悪くなることが分かっています。これは、普段あお向けに寝ているため、肺炎

と戦った残骸などが背中側にたまりやすいためです。

　血液は液体なので、重力に影響されます。そのため、あお向けに寝ている場合、背中のほうに血液が多く流れます。となると、肺の背中側でたくさん酸素がバトンタッチされることになりますね。背中側にひどい肺炎を起こしていると、このバトンタッチが非効率的になります。背中側にたくさん血流が流れているのに、肝心の肺がやられていては意味がないからです。そこで、「うつ伏せ寝になって肺炎が少ない肺を下にして血液が流れるようにすればいいのでは」と考えついた人がいました（**図1・2**）。

　これが腹臥位療法のはじまりです。

　重症患者さんの場合、何が困るかというと、体位変換が大変ということです。中等症で酸素を吸入している場合はどうにか看護できますが、

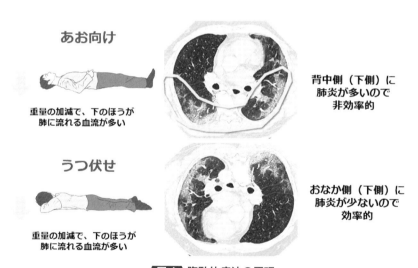

図1 腹臥位療法の原理

●腹臥位療法　急性呼吸不全に対する治療法の一つ。一般的に腹臥位で人工呼吸管理をおこなうことを指します。人工呼吸器を装着していない患者さんに対しても覚醒下腹臥位療法がおこなわれることもあります。

人工呼吸器を装着している肥満患者さんの場合、2～3時間ごとの体位変換だけで汗だくになってしまいます。

　特に、腹臥位療法をする場合、たくさんの医療スタッフで患者さんをひっくり返さなければいけません。新型コロナウイルス感染症で起こる肺炎は、背中側に強い炎症を起こしますので、重篤な肺炎になってしまった場合、体をひっくり返せば酸素化や肺炎からの回復がはやくなるというメリットがあるのです。

　やせている患者さんよりも、肥満の患者さんのほうが腹臥位療法の恩恵を受けやすいという報告もあり[1]、よりマンパワーが必要とする患者さんほど効果的という、なかなかのジレンマ……。

東京都・21年目 看護師
「130kgの患者さんがいて、医師・看護師5人でも無理だったんです。1人あたりのノルマが25kg以上ですから、無理ですよね……。コロナ禍で自宅でバキバキに筋トレしている整形外科とリハビリのスタッフを連れてきました」

　この腹臥位療法、挿管されている人に適用するのが一般的ですが、挿管していない人に対してもアウェイクでおこなうという方法もあります。要は、患者さんに「ちょっとうつぶせで数時間寝ていておくんなまし」とお願いすることです。普段うつぶせになって生活している人はともか

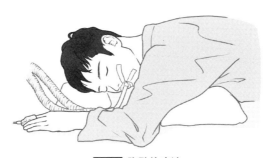

図2 腹臥位療法

くとして、呼吸不全のある患者さんがこの体勢でいるのは結構しんどいんですが、息切れを改善させる効果があるという見解も。酸素投与が必要な中等症の新型コロナ患者さんに対して、「できるだけうつ伏せ寝で過ごしてもらう」ことを続けてもらうと、その後人工呼吸器を装着するリスクが減らせたという報告もあります[2, 3]。ただ、8時間くらいうつ伏せ寝の時間が確保できないと、効果は乏しそうです。

　ただし、酸素投与の要らない軽症患者さんがうつ伏せ寝を頑張って、医学的に意味があるのかどうかは定かではありません。

引用・参考文献
1）De Jong, A. et al. Feasibility and effectiveness of prone position in morbidly obese patients with ARDS: a case-control clinical study. Chest. 143 (6), 2013, 1554-61.
2）Perez-Nieto O, et al. Awake prone positioning and oxygen therapy in patients with COVID-19: The APRONOX study. Eur Respir J. 2021 Jul 15;2100265. doi: 10.1183/13993003.00265-2021.
3）Ehrmann S, et al. Awake prone positioning for COVID-19 acute hypoxaemic respiratory failure: a randomised, controlled, multinational, open-label meta-trial. Lancet Respir Med. 2021, DOI:https://doi.org/10.1016/S2213-2600 (21) 00356-8.

41 保健師に浴びせられる罵声

医師からも罵声

　パンデミック当初、厚労省からの通知を受け、2020年2月頃から「帰国者・接触者外来」や「帰国者・接触者相談センター」のような、受診相談に24時間対応する体制を立ち上げる必要がありました。保健所では、週1〜2回のペースで受診相談の当番が回ってくるのですが、昼夜を問わず電話が鳴る状態でした **表**。

　「発熱があって病院を受診したが断られた」「PCR検査をしてくれない」「仕事ができない場合の補償をどうしてくれるのか」など、罵声に近い言葉も投げかけられたそうです。この状態で第2波、第3波と経過していく中で、保健所の職員も疲弊が進んでいきました。

　ひどい場合、「なぜこんなに病床が少ないんだ！」と電話の向こうから医師が怒鳴ってくることもありました。一緒に新型コロナとたたかっている同志なのに、そんなことを保健師に言われても……。

　保健所の医師も総動員して入院調整にあたっていたのですが、かかってくる保健所の医師の声が波を経るにつれてなんだか元気がなくなってきて、第4波ともなると、声がかすれて、「えっ、みなさん、ごはんしっかり食べてるの！？」とこちらが心配になるレベルでした。

表 コロナ禍での保健師の業務

・受診相談（帰国者・接触者外来、発熱外来）
・新型コロナウイルス陽性者の対応調整（自宅療養・宿泊施設療養・入院）
・疫学調査（接触者の追跡）
・濃厚接触者への対応（健康観察、検査の調整、結果連絡など）
・クラスターへの対応
・自治体からの情報発信

保健所でも起こったトリアージ

　第4波で関西が危機的状況に追いやられたとき、保健所にはたくさんの苦情が寄せられました。わずか1週間で景色が変わるほどの感染者が出てしまい、病床を増やさないと……いう状況なのはわかっていても、1日や2日で100床、200床と増やせない。ヤキモキしている間に、あっという間にベッドが埋まってしまったという感じでした。

大阪府・10年目 保健師
「濃厚接触者の対応から入院調整まで全部保健所の仕事でしたから、第4波の医療逼迫時は本当に倒れるかもしれないと思いました」

　そんな業務逼迫の中、クラスターが多発してしまうと、保健所の業務はもう限界を突破してしまいます。自治体によっては、コンタクト・トレース（接触者の追跡）をおこなわなくなり、クラスター対策自体は波を経るごとに、鳴りを潜めていくことになります。

兵庫県・19年目 保健師
「第3波までは、宿泊か自宅療養かを選択して、本当にあれでよかったのかと悩むことがありました。でも第4波は、2人のうち1人しか入院できないというケースが多くて、どちらかを選ばないといけない重圧に耐えきれませんでした。自宅療養中に急変される人がいると、本当に心が痛みます」

　第4波、第5波になると、変異ウイルスの影響もあってか、救急車を要請してしまう自宅療養者が多数発生しました。しかし、救急搬送できるコロナ病棟がすでに受け入れできない状態で、救急隊は患者さんを置いて帰らざるをえない状況でした。24時間以上、救急車内で待機してもらい、搬送となったケースもありました。

大阪府・10年目 保健師

「保健所からの電話に出てくれない患者さんもいるんですよ。わかりますよ、保健所からの連絡が迷惑だと思っている軽症者もいるかもしれないし。でも、こちらはものすごく心配するんです。安否確認のために自宅に行ったら、意識朦朧としていたという事例もあって、保健師はものすごくナーバスになっています」

　保健師は、自治体の公衆衛生を看護的な側面から支える専門職です。今回のコロナ禍では、最初から最後まで数多くの保健師に助けられました。これもまた、新型コロナの最前線の一つだったと確信しています。

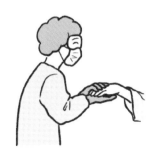

42 キーパーソンも感染者

「今コロナ病棟に入院しているんですよ」

　コロナ病棟に入院してきた患者さんの「キーパーソンどうしよう問題」。特に2021年に入って家族内クラスターがたくさん出た時期は、これが表面化しました。

　家族内感染で「一家全滅パターン」がよくみられた第4波では、入院してきた新型コロナ患者さんの家族に電話したら、その家族も別の病院のコロナ病棟に入院しているという、まさかの事態が頻発しました。一家4人が別々の病院に散り散りになったケースもありました。

　「コロナはただの風邪だ」理論を振りかざす人が、現在でも有識者の中にいますが、「市中肺炎やインフルエンザとは違うなぁ」と私が思うのは、こういうところです。「家族内にクラスターを起こして、その複数が入院を要する感染症」って、そうそうないですよね。肺に親和性が高い肺炎球菌、レジオネラ、マイコプラズマでも、まずこの現象にはお目にかかれません。

大阪府・7年目 看護師
「家族に歯ブラシやオムツを届けてもらおうと電話したんですが、『あたしも今コロナ病棟に入院しているんですよ』って返事があって。びっくりしました」

東京都・11年目 看護師
「濃厚接触者で観察期間にあると、簡単に病棟に荷物を届けにくることもできないので、遠方の家族に頼まざるをえないこともありました。静岡から東京まで来てくれた家族さんもいました」

　大阪府では、軽症・中等症病床で人工呼吸器を装着した患者さんが、

別の病院の重症病床に転院したら、そこに家族も入院していて、ビックリするような再会もあったそうです。同じ家族の場合、できれば同一の病院で入院させてあげたいところですが、病床が逼迫しているさなかでは、そのマネジメントも難しかったのは事実です。

　当院にも、同じ家族や同じサークルのメンバーなどが入院することもよくありました。大阪府内では空床のある病院が優先されるので、家族バラバラになることも多かったようですが。

大阪府・11年目 看護師
「キーパーソンが別のコロナ病棟で亡くなった事例もありました。患者さんが『どうすればいいんですか?』と動揺されていて、私もどうしたらいいかわかりませんでした」

　家族内感染で被害を被ったのが、極力外出を控えている妊婦さんでした。第4波、第5波は、妊婦の新型コロナ患者さんがたくさん出てしまい、対応できる病院も限られていました。妊婦は、大きくなった子宮が横隔膜を持ち上げて肺を圧迫するため、換気が制限され、また肺自体もうっ血しやすいことから、新型コロナが重症化するリスクがあります。

　妊婦の新型コロナは、母体のケアだけでなく、出産や新生児も含めた態勢が必要になります。そもそも受け入れ先自体が少ないため、中等症以上の場合、調整にかなり時間を要しました。

43 いつまで続く、後遺症

退院した後の新型コロナ患者さんはどうしている？

　コロナ病棟に勤務している看護師は、退院した患者さんがその後どうしているか情報がありません。

　新型コロナは、急性のウイルス感染症ですが、基本的には発病してから4週間の時点で治癒します。しかし、この4週間を超えても他の診断では説明されないさまざまな症状が続くことを「後遺症」と呼んでいます（**表**）。

　新型コロナに感染した後、なぜこれらの後遺症が出てしまうのでしょうか。実は現在のところ、よく分かっていません。ウイルスが体のさま

表 新型コロナの後遺症 （種々の文献をもとに筆者作成）

後遺症症状	頻度（%）	症状消失までの期間
生活の質の低下	50%以上	不明（おそらく週〜カ月単位）
倦怠感	15〜87%	3カ月、またはそれ以上
息切れ	10〜71%	2〜3カ月、またはそれ以上
胸部不快感	12〜44%	2〜3カ月
不眠	8〜31%	2〜3カ月、またはそれ以上
咳	7〜34%	2〜3カ月、またはそれ以上
嗅覚障害	10〜34%	1カ月程度、まれにそれより長期
記憶障害	18〜21%	週〜カ月単位
思考力・集中力低下（ブレインフォグ）	16〜31%	週〜カ月単位
不安・抑うつ	18〜23%	週〜カ月単位
関節痛、筋肉痛、頭痛、鼻炎、食欲低下、めまい、脱毛など	10%未満	不明だが週〜カ月単位
心的外傷後ストレス障害（PTSD）	7〜24%	6週間〜3カ月またはそれ以上

ざまな場所の細胞に感染して、そのせいでいろいろな臓器に障害が出るのではという意見や、ウイルスを排除しようと体が炎症を起こして頑張ったため、自分自身に着火してしまった炎症がくすぶっているという意見もあります。重症の呼吸器感染症の患者さんをこれまで何人も診療してきましたが、新型コロナに限らず、重度の疾患にかかるほど、いろいろな後遺症がみられます。

軽症だった新型コロナ患者さんでは、半年以上経過した段階で、その39％に後遺症がみられることが分かっていますが[1]、日本の調査では軽症者を含む感染者全体の約8〜9割が以前と変わらない状態に戻ったと報告されています[2,3]。パンデミック当初医療崩壊を起こした武漢を観察してみると、1年後に49％が何らかの症状を有していたとされています[4]。

味覚障害や嗅覚障害が長引いて困るケースはまれですが、少し長引くことが多い後遺症があります。それが呼吸困難（息切れ）です。重度の肺炎を起こした場合、退院3ヶ月時点でも息切れを感じており、長い人では1年くらいこれが続きます。

私の胸部CT写真と並べてみましょう。左が私の胸部CT写真、右が新型コロナ患者さんの胸部CT写真です 写真 。肺は本来黒く見えるはずですが、マスクメロンの模様のように肺の中にモヤモヤと見える網のようなカゲが見えます。これが新型コロナ肺炎の「痕」です。

肺は風船みたいな臓器です。後遺症によって、風船の表面にセロテープを貼ったかのごとく突っ張りが生じてしまい、膨らみにくくなります。「肺が膨らみにくい」というのがどういう感じかというと、コルセットを胸にずっと巻いているような息苦しさです。巻いたことない人がほとんどでしょうが、機会があったら強めにグルグルと巻いてみてください。肺活量が減ってしまうので、息切れを感じるはずです。余談ですが、十二単などのように分厚い着物は、かなり胸郭が圧迫されるので、息切れ

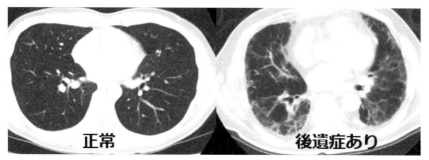

写真 新型コロナウイルス感染症患者の肺炎発症 3ヵ月後の胸部 CT 写真

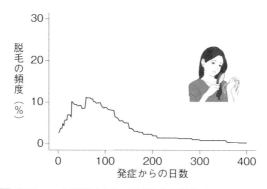

図 新型コロナ後遺症としての脱毛の頻度 （文献 3 より引用）

が強く出るそうです。

意外な後遺症

大分県・8 年目 看護師
「うちの病院の外来の皮膚科に、脱毛が戻らないという新型コロナ後遺
症の患者さんがいました」

国立国際医療研究センターの研究で、新型コロナの後遺症として「脱
毛」も一定の割合で存在することが示されています[3]。3ヵ月目あたり
をピークにして、その後は徐々に改善することが多いようですが**図**、

これはなかなか困った後遺症です。

　私の外来には、眉毛が生えてこないという珍しい後遺症を訴えた患者さんがいて、半年後くらいから復活してきたので、あれも新型コロナの後遺症だったのかなぁと思っています。

後遺症を残しやすいパターン

　冒頭で述べたように、重症の新型コロナでは後遺症を残しやすいです。そのほか、高齢者、女性、新型コロナの症状が強い人、基礎疾患がある人でも後遺症を残しやすいとされています[4,5]。

　残念ながら、ほとんどの新型コロナ後遺症に対する治療法は確立されていません。そのため対症療法になります。

　現在、色々な地域で新型コロナの後遺症外来が立ちあげられています。

いつまで続く、後遺症

引用・参考文献
1) Nehme M, et al. Prevalence of Symptoms More Than Seven Months After Diagnosis of Symptomatic COVID-19 in an Outpatient Setting. Ann Intern Med. 2021 Jul 6; M21-0878.
2) 第39回新型コロナウイルス感染症対策アドバイザリーボード（令和3年6月16日）資料（URL：https://www.niph.go.jp/h-crisis/archives/210388/）
3) Miyazato Y, et al. Risk factors associated with development and persistence of long COVID. medRxiv, doi:10.1101/2021.09.22.21263998
4) Huang L, et al. 1-year outcomes in hospital survivors with COVID-19: a longitudinal cohort study. Lancet. 2021 Aug 28; 398（10302）: 747-758.
5) Sudre C, et al. Attributes and predictors of long COVID. Nat Med. 2021 Apr; 27（4）: 626-631.

44 あと何回、波が来るの？

波を抑えることができるか、新型コロナワクチン

　第1波から波を経るごとに、新型コロナの患者さんの数が増えていき、また医療の逼迫度合いも増していきました。

大阪府・14年目 看護師
「ちょっと待ってください、第4波のアレをもう1回やれと言われたらキツイですね」

　"アレ"というのは、医療逼迫のことです。重症化しても、軽症・中等症病床で人工呼吸管理をおこなっていた、あの事態のことを指します。当院みたいな、ある程度重症の患者さんを診ることに慣れている施設ではそう大きな問題にはならないのですが、療養型病床が主体だった軽症病床では、鎮静薬や人工呼吸器の使い方・管理に慣れていないので、トラウマのようになってしまった病院もあります。

東京都11年目・看護師
「関東は第4波まではこんなもんかな……と思っていましたが、第5波が本当に地獄でした。新型コロナワクチンを接種している高齢者がごっそり抜けてもあれだけ重症化する中高年層がいることにびっくりしました」

　関東から始まった第5波は、新型コロナワクチン接種済の高齢者が重症化しなかったことから、肥満や糖尿病を合併した中高年層の入院患者さんが多かったという特徴がありました。20〜30代でも、BMIが30 kg/m^{2}を超えるような人は入院リスクが高かったように思います。

　波が去ると、コロナ病棟のスタッフを従来の病棟に戻して、再び次の波に備えつつ通常業務にあたるという戦略をとっている病院が多かったのですが、幹部が苦労したのはスタッフの配置だったようです。

　これを執筆している時点では、多くの国民が新型コロナワクチンを接種した段階で、3回目以降のワクチン接種が始まろうとしています。

　このウイルスに対して、そもそも集団免疫を得て収束させられるのかどうかはまだはっきりしていません。いずれにしても、今後いくつか波を経験ことになるでしょう。たとえ第6波、第7波、第8波……と続いたとしても、どこかの時点で「以前ほど新型コロナはこわくないなぁ」と言える日が来ることを願っています。

45 血糖測定多すぎる問題

ステロイド高血糖

大阪府・7年目 看護師
「一時期、血糖を測定しないといけない患者さんが1病棟で20人くらいいたことがあって、こんなに血糖測定したことないって思いました」

コロナ禍で増えたのが血糖測定です。この理由は、新型コロナの治療に「全身性ステロイド」が使用されるためです。ステロイドの副作用として、ほぼ100％の人に血糖上昇がみられます。もともと糖尿病がない患者さんはそこまで気にしなくてよいのですが、新型コロナにかかる患者さんの2割は糖尿病を持っています。なので、ちょっとステロイドを点滴しただけで、食前血糖が400 mg/dLくらいになってしまうことがザラにあるのです。

コロナ禍が始まって2年近くが経つのに、血糖コントロールが甘くて新型コロナが重症化してしまった糖尿病患者さんも少なからずいました。これには、普段から診療している医師がしっかり糖尿病のかじ取りをしてほしかったなぁと思わずにいられません。

コントロールが良好な集団では、ほとんど死亡率は上がらないのですが、コントロールが不良な集団では、糖尿病がない集団と比較して死亡率が4～5倍上昇します[1]。

また、コロナ病棟に入院してきたその日に、シビアな糖尿病があると初めて診断された人もいました。新型コロナの重症化リスク因子で最もキツイなぁと思ったのが、糖尿病でした。

さて、コロナ病棟内の高血糖については、インスリンの注射を使って

血糖値を下げるわけですが、1人あたり、"血糖測定→インスリン用量ダブルチェック→注射"という3手間が発生するわけですから、特に人手が少ない朝食前とか、マジ勘弁なレベルです。

安易な全身性ステロイドに警鐘

臨床試験で良好な結果が出たことから、デキサメタゾンをはじめとする全身性ステロイドがよく使われるようになりました。しかし、軽症の新型コロナにホイホイと使うと逆に肺炎が悪くなってしまうケースもあり、少しコロナ病棟では使用を控えるべきではないかという意見も増えてきました[2]。

市中肺炎など、これまで私たちが病棟で診てきた肺炎に対して、これほど頻繁に全身性ステロイドが投与されることはありませんでした。もちろん、炎症を抑えるという意味では重要な薬剤だとは思いますし、ここぞというときに役に立つのですが、コロナ禍で使用された全身性ステロイドは全国的にやや過剰だったのではないかと思っています。

糖尿病や、その後の続発性感染症など、全身性ステロイドにもよくない側面はあるものです。

東京都・11年目看護師
「医師によって使う全身性ステロイドに微妙な差があって、この患者さんはデキサメタゾンなのに、あっちのひとはソル・メドロール、ということがよくありました」

引用・参考文献
1) Zhu L, et al. Association of Blood Glucose Control and Outcomes in Patients with COVID-19 and Pre-existing Type 2 Diabetes. Cell Metab . 2020 Jun 2;31 (6) :1068-1077.e3.
2) Wong C, et al. Optimal timing of remdesivir initiation in hospitalized COVID-19 patients administered with dexamethasone. Clin Infect Dis. 2021;ciab728.

46 酸素飽和度が低すぎる！ あれ？

パルスオキシメーターがブーム

コロナ禍で流行ったのが、パルスオキシメーターです。指に挟むだけで酸素飽和度が測定できるので、バカ売れしました。医療機器認証すらない廉価な粗悪品も出回るようになりました。私も外来患者さんが持っているパルスオキシメーターを一度つけてみたのですが、酸素飽和度が87%でした。呼吸器内科外来をしている主治医が呼吸不全ってどういうことでしょうか（笑）。

パルスオキシメーターは、本来、精度などが担保された認証が必要な医療機器であり、製品には認証番号が付与されます。また、販売にも資格が必要で、都道府県の許可を得た医療機器販売業者しか取り扱うことができません。残念ながら、この認証番号が無断で使い回されている状況があります。値段がすべてではないですが、安価なパルスオキシメーターは、精度が低いです。息切れがまったくないのに低い数値が出ている場合、まずはその製品の性能を疑う必要があります。

兵庫県・19年目 保健師
「今売れているパルスオキシメーターは、コンパクトタイプなのですが、数字が2つ表示されるんです。1つが酸素飽和度で、もう1つが脈拍です。これを間違えてしまう人もいて、脈拍が70くらいなのを見て『70まで下がっている』と相談されるケースもありました」

中には、読む向きを間違えてしまう人もいました 図 。

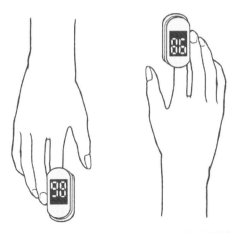

図 パルスオキシメーターの読み間違えが発生

兵庫県・19年目 保健師
「どちらの向きから数字を読んだらいいのかわかりにくい商品もあります。実際は98%なのに、反対向きに読んじゃって86%だと慌ててしまうこともあります。その逆もあって、本当は酸素飽和度が低いのに、大丈夫と判断された事例がニュースになりました」

　いざコロナに感染したときのために、常備しておきたいという気持ちはわかりますが、どんどん販売される粗悪品に手を出してしまう事態だけは避けてほしいものです。健康な人は、さすがに酸素飽和度が90%前後になってくると、かなりしんどくて呼吸数が増えますから、まったく無症状なのに「エッ！ こんなに酸素飽和度低いのっ!?」という事態よりも、機器の問題を第一に考えたいです。健康な人や新型コロナ陽性と診断されていない人が普段から酸素飽和度を測定する意義は、血圧ほど重要ではありません。

　ちなみに、医療従事者として覚えておきたいのは、パルスオキシメーターの数値が"騙し"のこともある、という点です。なんて姑息なヤツ

らだ！

　たとえば、手が冷え切っていると、指先の血管に脈拍が到達しないため、まったく酸素飽和度が表示されないことがよくあります。冬の高齢者ではよく起こる現象で、「測定できないから酸素を吸わせています」と、救急車内ですでに酸素投与を開始されている患者さんも結構います。また、爪に水虫がある場合（爪白癬）。軽度ならいいのですが、爪が真っ白になっている人ではなかなかパルスオキシメーターで酸素飽和度が表示されません。その他、ネイルやマニキュアは、爪疾患と同じく、爪から光を当てることができませんので、酸素飽和度の計算値が狂うことがあります。

　それでもやはり一番考えないといけないのは、粗悪品の存在でしょう。病院で使っているものは大丈夫でしょうが、「どこの国で作られたのかな？」という説明書が入った製品で、けんかを売っているんじゃないかという精度のものがあります。ここでは、どの製品か書けませんけど……。

47 潜在看護師を動かした ワクチン業務

コスパがよい !?

　コロナ病棟を助ける上での潜在看護師の起用はそこまで大きな効果はなかったのですが、ワクチンバイトとなると潜在看護師が一気に動いたようです。

　資格はあるのに看護師として勤務していない潜在看護師が、新型コロナワクチンの打ち手として登録した場合、就職準備金として3万円を支給するという施策が功を奏しました。潜在看護師は、結婚や妊娠などで職場を離れたまま復帰していない人で、実は私の妻もこれに該当します。これが全国で約70万人いるのですが、ワクチン接種に関しては約1万人が登録したというから驚きです。コロナ病棟を辞めてしまった看護師も、ちらほらと登録していたようです。

> **東京都・10年目 看護師**
> 「今はもう看護師を辞めて5年くらい経ってしまったけど、もともと人の役に立ちたいと思って看護師を目指したんです。だから、何か自分にもできることはないかなと思って、ワクチン接種業務に応募しました」

　コロナ病棟の看護師のほうが実は給料が安い自治体もあったりして、そう考えるとやはり最前線の看護師の手当てがもう少し増やせないのか、モヤモヤします。

大阪府・7年目 看護師

「コロナ病棟を辞めた同期がワクチン接種の業務についているんですけど、コロナ病棟の私たちより給料がいいんですよね。私もワクチン接種のほうに行こうかなと悩んでいます」

　医師にもワクチン接種のバイトの案内が来るのですが、看護師とかなり差があるので驚きました。北海道では、日給17.5万円なんていう案件もありました。職業的な需給の問題があるのかなと思いましたが、それにしてもそこまで差をつける業務でもあるまい。

東京都・11年目 看護師

「私も休みの日にワクチン接種のバイトをしています。でも、コロナ病棟で働いていても、こんなに割のいい報酬はもらえませんよ。ずっとコロナ病棟で働く看護師の待遇はほとんど改善されていません」

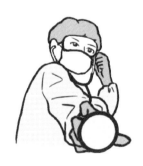

48 コロナ病棟のせん妄は一味違う！

PPE がビリビリに！

「コロナ病棟のせん妄」というテーマで学会の講演ができそうなくらい、これはなかなか対処が難しく奥が深い問題でした。

東京都・14 年目 看護師
「せん妄は多かったですね……。私たちの格好（PPE）のせいかもしれませんね」

コロナ病棟では、全員 PPE を着ています。誰が誰だかわかりません。みんな無機質な同じ格好です。UFO に連れていかれて、宇宙人に拉致されたような感覚に陥るのかもしれません。普段病棟で遭遇するせん妄よりも、シビアだったという看護師が多くいました。

愛知県・4 年目 看護師
「肩抑制もすり抜けるパワーがある高齢患者さんがいて、私が着ていた PPE がビリビリに破かれました。フェイスシールドを引っ張られた同僚もいました。感染リスクがあるので、PPE が脆弱だと本当に怖いですね」

せん妄対策としては、環境調整が重要になりますが、そもそもコロナ病棟の環境調整って難しいところがあります。たとえばうちの病院の場合、窓際に陰圧装置があって、日光が十分差さず、ちょっと暗くなってしまっています。総室でもカーテンが閉められて、気分転換になるのは

●せん妄　身体疾患や薬の影響で、一時的に意識障害や認知機能の低下が起こることを指します。意味不明な発言をする、暴れる、周囲の状況がわからなくなる、幻覚・妄想を起こすなどの症状があります。

テレビくらいです。やってくる医療従事者はみんな同じ PPE を着ている……・。そりゃせん妄になりますよね。

そこまで重症でない新型コロナ患者さんの場合、病棟でのせん妄の発生率は 11.0〜20.4％でした [1-3]。しかし、重症の新型コロナ患者さんを診ている病院の研究によると、せん妄の発生率は 54.9％に上ったそうです [4]。せん妄発症までの中央日数は 3 日でした。リスクになっていたのは、人工呼吸管理、身体拘束の使用、ベンゾジアゼピン系薬剤の使用、オピオイドの使用などでした。また、コロナ病棟では高率にステロイドが用いられますので、すべての要素がせん妄のリスクを上げる方向に向いていると言っても過言ではない環境だったのです。

しかし、この研究では、家族による面会（対面またはバーチャル）でせん妄リスクが低下しました。病棟内での面会はできませんでしたが、タブレットを使って面会することでせん妄のリスクが低下できたのは事実です。

しかし、コロナ病棟に入る医療従事者を極力少なくしていたためか、せん妄チームが介入してくれた施設は多くないようです。

引用・参考文献
1) Ticinesi, A. et al. Delirium in COVID-19: epidemiology and clinical correlations in a large group of patients admitted to an academic hospital. Aging Clin Exp Res. 32 (10), 2020, 2159-66.
2) Rebora, P. et al. Delirium in Patients with SARS-CoV-2 Infection: A Multicenter Study. J Am Geriatr Soc. 69 (2), 2021, 293-9.
3) Mendes, A. et al. Delirium in older patients with COVID-19: prevalence, risk factors and clinical relevance. J Gerontol A Biol Sci Med Sci. 2021, 76 (8), e142-e146.
4) Pun, BT. et al. Prevalence and risk factors for delirium in critically ill patients with COVID-19 (COVID-D): a multicentre cohort study. Lancet Respir Med. 9 (3), 2021, 239-50.

49 新型コロナは空気感染する!?

コロナ禍で火がついた「空気感染論」

　新型コロナウイルスは、条件がととのえば、大量のエアロゾルが発生します。これを吸入して感染することは当然あります。これは新型コロナウイルスに限ったことではなく、インフルエンザウイルスなどの呼吸器感染症、場合によってはノロウイルスでも起こりえます。

　エアロゾルというのは、気体の中に微粒子が広がった状態を表す用語、花粉や霧がまさにそれに該当します。微粒子の大きさは、ナノメートル単位からマイクロメートルまでさまざまです。密になったり、換気が悪い空間にいたりすると、滞留する空気中に感染ウイルスのエアロゾルが混じるリスクは高くなります。

　しかし、私たち医療従事者が従来から「空気感染」と呼んでいた古典的なものと少し毛色が違うようです。これまでの教科書的には、N95マスクや陰圧システムがなければ感染を防げない結核菌のような病原微生物が飛沫核感染（空気感染）の原因と理解されてきました。

　空気中にただよっている微粒子を吸って感染するわけですから、文脈的に「空気感染」と理解されがちですし、これからの時代は一般の人にとっても分かりやすい用語にシフトしていく形でよいのではと私も思っています。

　しかし、これまで医学の世界では乾燥した飛沫核感染のことを指し、通常のマスクでは防げないものを「空気感染」と呼んできたので、そのすり合わせがなされていない段階で「専門家たちは当初空気感染が主じゃないと言っていたじゃないか」「当初からエアロゾルの吸入が感染源

と考えてきたと言っていたじゃないか」と喧々囂々議論してもあまり意味がありません。

　用語の混乱を避けるのであれば、「N95 マスクが必要な空気感染」「空気中のエアロゾル吸入にことによる感染」をしっかりと定義しなおす必要があるでしょう。あくまで私見ですが、少なくとも街中を歩いている人たちが常に**古典的な**空気感染対策をしなければならないとは思っていません。

初期から「3密回避」を提示できた凄さ

　医療機関においてエアロゾル発生処置を行う場合、N95 マスクや陰圧システムがあったほうがよいのは確かです。新型コロナウイルス感染症対策分科会が当初から「3密」を避けるように提唱してきたのは、接触・飛沫感染以外に、密になることでおそらくエアロゾルが吸入されるような特殊な感染が成立し得る可能性を考慮していたためと思います。パンデミック初期のあの段階で最適解を提示できていた先見性は素晴らしいと思います。

愛知県・4年目看護師
「エアロゾル発生処置を行う時だけ N95 マスクを着脱できるわけではないので、コロナ病棟では基本的にずっと N95 マスクです」

　当院も、パンデミック初期から、ずっとルーチンで N95 マスクを装着しています。

デマにつながる怖さ

　「新型コロナウイルスが空気感染する」と報道されると、「エーーッ！マジで!?」となってしまうのが医療現場でもあります。デルタ株ともなると「街中ですれ違っただけで感染するらしい」という大げさな話も

流れました。ここまで来ると明確なデマです。

愛知県・4年目看護師

「飛沫感染や接触感染じゃなくて、空気感染が主だっていう噂が流れて、病棟内がザワつきました」

　部分的に切り取られた情報が拡散され、それが「ウイルス特性のすべて」であるかのように報道されてしまうことはコロナ禍ではよくありました。それが、現場の医療従事者に混乱を招いた要因でもあります。これも、176ページに記載する「インフォデミック」の1つなのだろうと思います。

　日常生活においてリスクを限りなくゼロにするのであれば、普段から陰圧システムが完備された部屋に閉じこもり、N95マスクを装着し続けるという選択肢もあるのかもしれません。また、他の感染経路についてもリスクを減らしたいなら、全身タイベックなどの防護具を着て毎日生活すべきかもしれません。要は、「現実的なリスクを見積もって、現実的な落としどころを見つける」必要があるのでしょう。

50 コロナ病棟でも影響のあった 「インフォデミック」

インフォデミックとデマ

　「インフォデミック」という言葉をご存知でしょうか。Information（情報）＋ Epidemic（流行）＝ Infodemic（インフォデミック）です。ネット上で、根拠のないデマや噂などの大量の情報が氾濫し、現実に影響を及ぼす現象のことを指します。

　私も、いろいろな場所で発言する機会があるのですが、誤った情報や偏った情報を流さないように配慮しているつもりです。ワクチンに忌避的な方や、新型コロナはただの風邪だという方からは、デマ屋だと揶揄されていますが……。

　病院スタッフは、院内でも黙って食事を食べ、休憩室でも会話はほとんどしていません。同じ部屋にいるのにスマホの LINE でやりとりしている病棟もありました。さすがにそこまでしなくてもよいと思いますが、徹底しているところは本当に徹底しています。

　院内クラスター発生を防ぐことが至上目的になっているため、患者さんだけでなく看護師にとっても非常にストレスフルな毎日です。そのため、テレビやネットから得られる情報量が相対的に増え、中にはそれを信じてしまう医療従事者もいました。

　テレビのワイドショーで、感染症専門家と称する人たちが出演していますが、現在はまともな人が多くなったものの、パンデミック初期は私からみても「結構、おかしなこと言っているなぁ」という人が多かったです。

　武漢で新型コロナの肺炎が発生したとき、次々と街中で倒れる中国人

の動画がSNSに流れました。未知の肺炎とはいえ、急性ウイルス性疾患に罹患した患者さんがいきなり街中で次々と倒れることが医学的にありえないということは、われわれ医療従事者には理解できますが、一般の人にはこれが理解できませんで。恐怖のウイルスだと瞬く間に動画が拡散されていきました。

　病院で働いていると、第4波、第5波では次々と患者が運ばれてきましたし、117ページに書いたように通常の集中治療病床すら不足してしまう事態に陥ったため、新型コロナはただの風邪ではないということは明白なのですが、周囲にそもそも新型コロナの人がいないため、「ただの風邪なのに医療現場や政府が騒ぎすぎだ」と主張する一般の人もいました。

　メッセンジャーRNAワクチンという技術を用いた新型コロナワクチンが誕生し、早いスピードで臨床試験が完遂しました。インフルエンザワクチンで有効率がせいぜい60％という印象だったので、95％という数値を見たときは驚きました。登録被験者が増えるほど、こういう数値は不正ができなくなります。つまり、効果の側面については、接種するかどうかと問われれば「即答で」接種するレベルでした。副反応をみても、疼痛や発熱などは少し多い印象でしたが、容認できるものでした。

　しかし、日本のマスメディアは当初、副反応のニュースを大きく報道してしまいました。アナフィラキシー発症の数を速報で流すようなこともしていました。ワクチンの開発には通常5〜10年かかるところ、たった1年で接種を開始するというのは、安全性の情報が少ないので控えるべきという意見も根強くありました。ワクチンを打った人の体に金属が貼りつく、ワクチンにマイクロチップが埋め込まれていて5Gに接続できるようになった、という笑い話レベルのデマから、新型コロナワクチンを接種すれば不妊になる、遺伝情報が書き換えられるという信じる人が出てきそうな悪質なデマもありました。

モデルナ社製ワクチンのほうが、ファイザー社製ワクチンよりも心筋炎の発症が多いと報道されたときも、100万接種あたり数十人という低確率でありながら、あたかも極めて多い副反応のような報じられ方が目立ちました。「心筋炎」をネットで調べると、劇症型心筋炎の情報がたくさん目に入るため、「なんておそろしいワクチンなんだ」という帰結になってしまうようです。

神奈川県・10年目 看護師
「同僚の看護師がデマにやられてしまって、ワクチン反対のデモに参加していました。さすがにちょっと距離を置きましたね……」

　国内大手の製薬会社においてワクチンが国産で製造されるということで、「やはり国産に限る！」という意見もたくさん出ました。もちろん、しっかりとしたエビデンスがあれば、その選択肢も考慮すべきでしょう。しかし……、野菜や牛肉じゃないんだから、「国産こそが素晴らしい」という意見はどうなのでしょう。

　こうしたマスメディアの影響もあって、現場の医療従事者でも当初「接種はやめようかな」という人が多くいました。これまで生ワクチンを打っていたような人でさえも、有効率95％のメッセンジャーRNAワクチンのことをコワイと言いはじめたのです。コロナ病棟に勤務する医療従事者はおそらく最優先で打つべきワクチンだと私は確信していましたが、それでも初期の希望調査で、コロナ病棟のスタッフの接種率が90％を超えた施設は多くなかったのではないでしょうか。

　もちろん、同調圧力はよくありません。メリットとデメリットを天秤にかけたとき、圧倒的にメリットのほうが上回る確信がありましたが、それを職員にどう伝えるか私も悩みました。コロナにかかって長期的な副作用に苦しむことのほうが、ワクチン接種の副反応よりも、確率が明らかに高いわけですが、どうもそれが医療従事者にうまく伝わっていな

いと感じました。これは、国をあげてワクチンの有効性をしっかりと啓発すべきであったと思います。

兵庫県・2年目 看護師
「ワイドショーを見ていたら、ワクチン打とうって気になりませんよね。ウチは『様子見』という人がほとんどでした。コロナ救急車のファーストタッチにかかわる救急の看護師ですら躊躇していました」

　今後、新型コロナに限らず、医療のデマというのは必ず出てきます。悪質な医療従事者は、それを商売にします。がんにコレが効く、アトピーにはコレを使うな、などいろいろな情報があふれています。その中から、情報を取捨選択するために必要なのは、「攻撃性の有無」です。デマゴーグのみなさんは、結構口が悪いです。ただ、そういう考えに傾いてしまった人たちは、決して自身の攻撃性が高いとは思っておらず、あくまで正義であると主張します。

　そのため、私たちがもしそういう闇に落ちてしまいそうになったとき、俯瞰的にその考えを眺めてみて、理性的なものかどうか立ち止まって考える必要があります。

「イベルメクチン問題」

　インフォデミックを象徴する現象として、「イベルメクチン問題」があります。寄生虫疾患の薬として承認されているイベルメクチンが、新型コロナに対して有効とする報告が複数あり、「なぜこれを使わないんだ」と批判的な意見を述べる医師も増えました。

　ただ、これらの研究報告は質が低い研究が多く、大きなランダム化比較試験で有効性が示せていませんでした。そのため、私も含め、多くの感染症医は「あの段階でイベルメクチンが標準治療にはなりえない」という判断をしていました。

逆に、あれだけの微々たるエビデンスでもってイベルメクチンを使うべきと断言するのはおかしいわけですが、新型コロナという非常事態であるのだから……という見解が多く、議論が紛糾することもしばしばでした。

医師にもいろいろなタイプがいて、ちょっとでも効果がありそうだという報告があればどんどん処方する人と、エビデンスが確実視されてから処方する人とがいます。これは実臨床でもそうです。市中肺炎に対して、狭域スペクトラムの抗菌薬を使い人がいる一方で、ナパーム弾のようにスペクトラムが広い広域抗菌薬を投下する人もいます。結果的に患者さんが幸せになればよいので、目的が同じなのであれば争う必要はないのですが……。

インフォデミックになって、こういう中途半端な位置づけの薬剤について、推奨する医師と推奨しない医師に二分される現象もあって、一体誰を信じたらよいのかわからなくなってしまったという事情もあります。

個人的には、2021年10月時点で承認されていないことは科学的に妥当と考えています（複数の臨床試験を分析したメタ解析では、死亡率を低下させたり入院期間を短縮させたりする効果はないとされています[1,2]）。ただ、もし何らかの有効性が示されたとき、「ほらみたことか、オレが推奨した薬剤なのに」とドヤ顔で反論する医師は信じてはいけないと思います。それは、「あの時点での最適解」かどうかと問われればNOだからです。

8割おじさん

京都大学（当時、北海道大学）の西浦博教授が、「人との接触を8割抑制しないと最悪の場合、死者が42万人に達する」という感染症数理学的なシミュレーションを公開され、当時話題となりました。

信じ難かったのは、その後、対策がある程度効果を発揮して感染者が

抑制されたわけであることは明白なのに、なぜかこれを後出しじゃんけんで批判する人が多かったということです。国内では、「何もしなかったら42万人が死ぬといったが、死ななかったのではないか」「経済が死んでしまう」「あんな自粛は要らなかった」などの批判が噴出しました。枕詞の「対策を講じなければ」というところをなぜかすっ飛ばして、批判されていました。

　感染症数理学という、日本では数えるくらいしか専門家がいない分野に対して、したり顔のコメンテーターは「ぼくの考えたコロナ予想」を熱弁しました。マスメディアも何が正しいのかわかっておらず、批判的な立場になった番組も多く、国民感情をマイナスに傾けてしまいました。

　日本の国立感染症研究所は予算面でどんどん縮小されており、そんな中、新型コロナに対してしっかりやれと世間から厳しく言われ、やったらやったで国民から批判されるという、ほぼ無理ゲーに近い状態でした。私ならメンタルがやられてしまうかもしれません。

　ロジックに基づいた議論を展開しているのに、そこにマスメディアが冷や水をかけるようなことはやめていただきたかったというのが、個人的な意見です。

引用・参考文献
1）Roman, YM. et al. Ivermectin for the treatment of coronavirus disease 2019: A systematic review and meta-analysis of randomized controlled trials. Clin Infect Dis. 2021. https://doi.org/10.1093/cid/ciab591
2）Popp M, et al. Ivermectin for preventing and treating COVID-19. Cochrane Database Syst Rev. 7(7), 2021, CD015017.

51 コロハラ！

コロハラ

　コロナ禍で作られた言葉に「コロハラ」というものがあります。コロナ・ハラスメントの略で、その名の通り、コロナにかかわることでハラスメントを受けることを指します。

　一般的な職種とは異なり、看護職へのハラスメントにはさまざまな人が関与しています。職場の直属の上司・同僚だけでなく、医師や薬剤師などの他職種、また患者、患者家族など、まさに集中砲火されやすい立場です。これは看護師という職業が病院において中心的な位置に存在しているからであり、病院がヒトの身体とするなら、看護師は循環する血液だからです。

　日本看護協会は新型コロナに対応する看護職を対象に、メールによる相談窓口を開設していますが、コロハラと思われる相談もたくさん寄せられているそうです。以下は、その一部です[1]。

- ・感染症病棟配属だが、「患者数が少ないから暇だろう」と言われ、他部署に応援に行くと「汚い」と言われる
- ・看護管理部からの部署異動に関するアンケートに、コロナ病棟や集中治療室に行きたくないと記入したら、コロナを看たくないという人は非国民だ、書き直せと差し戻された

（文献 1 より抜粋）

182

京都府・12年目 看護師
「私は第2波の頃に新型コロナに感染してしまったのですが、『あなたはもう感染しているから、コロナ病棟でいいわよね』と言われました」

北海道・4年目 看護師
「コロナ病棟を立ち上げるときに妊娠してしまったのですが、秋に退職するまでの間『妊娠のタイミングが本当に悪いわよね』と上司に何度か言われました」

　2021年6月1日に「改正労働施策総合推進法」、いわゆる「パワハラ防止法」が施行されましたが、新型コロナのニュースでまったく報道されませんでした。「パワハラ防止法」により、事業主には職場でのパワーハラスメント防止のために「雇用管理上必要な措置を講じること」が義務づけられることとなりました。

　新型コロナで表面化しやすい事例が増えたとは思いますが、病院においてパワハラが少しでもなくなればいいなと思います。

ワクハラ？

　コロハラの1種類としてピックアップされたのが、ワクハラです。ワクチン・ハラスメントのことです。しかし、これをハラスメントと言い切ってよいかどうかは議論の余地があります。

　看護師の中にも、ワクチンを接種しない人はいます。理由はさまざまです。アレルギーがあったり、副反応が不安であったり、効果に対する懸念があったり。

　医療従事者に対するワクハラの事例としてよく取り上げられるのが、医学生や看護学生に対する「ワクチン接種を受けないと実習を受けさせない」というものです。実際に看護学校から接種をすすめられたものの、過去に重篤なアレルギーがあって、控えたいと回答したところ、学校側

から「それでは実習を受けられない」「単位が取れなくなって卒業できなくなる」といった圧力があったケースもありました。

　看護師の中には、過去にアナフィラキシーショックを起こした経験があり、ワクチンが怖くて接種できないという人もいます。「抗原の交差性はないんだから、大丈夫」と医師に言われても、怖いものは怖い。打てない。それは仕方がないことです。また、看護師の就職面接で「ワクチンを2回打っていないので、採用できません」というのも、少しやりすぎという意見もあるかと思います。実際に、某県の労働局によると、看護師がワクチン接種を断ったところ、勤務先病院から「自己都合退職届」の書類にサインするよう迫られた事例がありました。この事例は、労働局が、病院に話し合いをもつようすすめ、病院側が謝罪し、看護師の雇用は継続されたそうです。

　日本のワクチン接種は、2021年10月時点で、強制されるものではありません。厚生労働省も「あくまで本人の意思に基づき接種を受けるもの」と説明しています。接種しない人も、接種した人が周囲からガードしてあげる、それくらいの考えでも決して間違いではありません（みんな同じ考えになってガードする人がいなくなってしまうと厳しいですが）。

　しかし、医療従事者においては患者さんに対する配慮から、基本的に接種が推奨されるものと理解しています。医療従事者においてワクチンを接種しないことが、患者さんに対する感染リスクをもたらすという負の側面があるためです。実際に、ワクチンを接種していない医療従事者が複数感染して、入院患者さんが死亡するという事例もありました。

　インフルエンザ、麻疹、風疹、水痘、ムンプスのように、原則接種すべしというのが大前提だろうと思います。そういったワクチンと同一視できず、どうしても新型コロナワクチンを接種したくないという人は、残念ながら直接患者さんに接するという職場自体を転換せざるをえない

リスクはあります。

大分県・8年目 看護師

「正直、ワクチンを打たないという選択肢はなかったですね……。狭い職場だから、ワクチンを打っていないのがわかるし。結果的に打ってよかったな、とは思いますけど、圧力はすごかったです」

引用・参考文献
1) 日本看護協会ウェブサイト. コラム「コロナ・ハラスメント」を考える. https://www.nurse.or.jp/nursing/shuroanzen/healthy_work_place/column/11.html

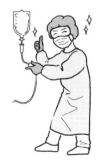

52 防護具の向こうの笑顔

医療従事者を支えた「手紙」

　新型コロナを診ている病院に対して、パンデミック当初は批判的な意見が届くこともありました。院内クラスターなんて出そうものなら、批判の電話や手紙は何倍にも増えます。ただでさえ精神的に疲弊している病院スタッフに対するこの仕打ちは、なかなか酷いものがありました。

　しかし、それよりもはるかに多かったのが、励ましの手紙です **写真1**。手紙だけではありません。PPE が不足していた時期には、段ボールいっぱいのマスクやお菓子も届きました。大阪府では、合同会社ユー・エス・ジェイ、花王株式会社、日本マクドナルドホールディングス株式会社などから励ましのプレゼントも届きました。

　新型コロナの患者さんの多くは、抑うつ症状を持っています[1]。これは、「新型コロナが悪くなったらどうしよう」「後遺症を残したらどうしよう」という不安を反映しているものです。やって来るスタッフはみん

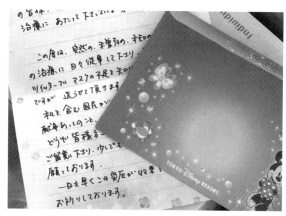

写真1 病院に届いた励ましの手紙

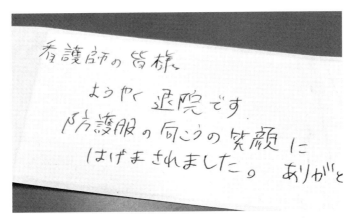

写真2 退院する患者さんからの手書きのメッセージ

な無機質な PPE を着ていて、病棟は閉鎖空間で、抑うつを改善する因子がほとんどありません。

　しかしそんな中、看護師からの声かけは患者さんにとって救いでした。話を少し聞いてくれるだけでも、どれだけ救われたかわかりません。PPE を着ていても、看護師の笑顔は患者さんに伝わっていただろうと思います**写真2**。

　私たち医療従事者も、患者さんや一般市民のみなさんからの手紙に励まされてきました**写真3**。「人が人を思いやる」という至極当たり前のことが、これほど心に染みるとは思いませんでした。

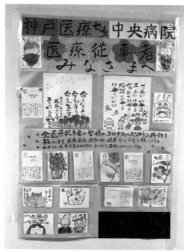

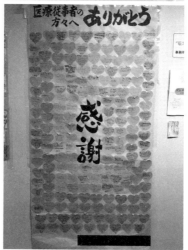

写真3 院内に掲示された、一般市民の方々からのメッセージ
写真提供：神戸市立医療センター中央市民病院

引用・参考文献
1) Saidi, I. et al. Factors associated with anxiety and depression among patients with Covid-19. Respir Med. 186, 2021. doi: 10.1016/j.rmed.2021.106512

53 それでも私は看護師を続ける

一番泣いた 1 年

　ヒトに対して優しい変異に変貌してくれたらいいのに、アルファ株、デルタ株と、なんだか次第に重症化しているような気がします。ウイルスよ、ヒトを殺し続けていたら、君たちも困るんだぞ！と声を大にして伝えたい。治療薬やワクチンが勝利するのかどうか、これを書いている時点ではまだわかりません。

　コロナ病棟で看護師を続けている人も、新型コロナがきっかけで看護師を辞めてしまった人も、最前線の現場から少し離れて看護師を続けている人も、さまざまです。

大阪府・16 年目 看護師

「今年、一番泣いた気がします。差別と偏見に泣き、同僚の離職に泣き、世間との温度差に泣き、何もできない無力な自分に泣き、患者の死に泣き、患者家族とも一緒に泣きました。長く一緒にやってきた人も辞めちゃったし、私も看護師続けようかどうか迷いました」

　私が 120 人を超える看護師から意見を集めたところ、肉体的にもつらいことは当然ですが、理想の看護観がある看護師ほど、コロナ禍で精神的に疲弊していたように思われます。どの看護師も口をそろえていたのが、同じ職場での助け合いでした。

　本当は他職種にもたくさん協力してもらって、負担を軽減されるべき業務なのに、コロナ禍では負担が看護師に集中しました。そのため、看護師同士の結束力は以前より強くなったのではないでしょうか。

　私は、日本救急看護学会が出した声明[1]が、とてもメッセージ性が

強くて、現場の励みになっただろうと思っています。

　　皆様にお願いです。看護チーム、医療チームが協働して対応する姿勢を持ち続けて下さい。国民の命を守るといった使命感に押し潰されないで下さい。疲弊している同僚にねぎらいの言葉をかけて下さい。恐怖と隣り合わせで闘っている自分を褒めて下さい。辛かったら、同僚や家族にその心情を吐露して下さい。

太陽コロナ

　私の外来には、退院した後も後遺症に苦しむ患者さんが何人か通院していますが、コロナ病棟から退院した後、看護師がその先を知ることはありません。

東京都・11年目 看護師
「コロナ病棟から疲れて帰宅する途中、近所のスーパーに、先日退院した新型コロナの患者さんがいたんですよ。私はフルPPEだったから、向こうは私だってわからないだろうけど、おぼつかない足取りでしっかり歩いていました。マスクをしていて、手指消毒もしていて。『頑張れ！』って心の中で応援しました。そのとき、ああ、なんだか、私はそれでも看護師を続けるんだ……って思いました」

　皆既日食のとき、月に明るい太陽が隠されることで、淡い光を肉眼で見ることができます。未知の感染症という、闇に覆い隠された世界であっても、その後ろから輝いて見えるのは、それでも太陽の光なのです。人はこれを「太陽コロナ」と呼びました　写真　。

　コロナと名がついている未知のウイルスによって、なぜか世の中はどんよりと暗くなりました。しかし、今人類がコロナ禍を乗り越えられよ

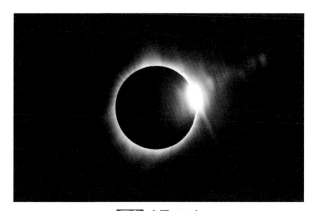

写真 太陽コロナ

うとしているのは、この暗い中、太陽コロナとなって医療現場を照らし続けてくれていた看護師がいたからだと思います。日頃からの看護技術や知識が小さな光となってたくさん集まり、新型コロナと戦うための大きな看護の光になりました。

　医療従事者を代表して、今も働くすべての看護師に対し感謝するとともに、筆をおきたいと思います。

引用・参考文献
1) 日本救急看護学会. 新型コロナウイルス感染症に対応する救急看護師の皆様へ. http://jaen.umin.ac.jp/pdf/urgent-statement_20200415.pdf

新型コロナ病棟ナース戦記
－最前線の現場で起きていたこと

2021年12月10日発行　第1版第1刷

著　者　倉原　優

発行者　長谷川　翔

発行所　株式会社メディカ出版
　　　　〒532-8588
　　　　大阪市淀川区宮原3-4-30
　　　　ニッセイ新大阪ビル16F
　　　　https://www.medica.co.jp/

編集担当　江頭崇雄
装　　幀　市川　竜
組　　版　株式会社明昌堂
本文イラスト　早瀬あやき
印刷・製本　日経印刷株式会社

ISBN978-4-8404-7820-5　　Printed and bound in Japan

当社出版物に関する各種お問い合わせ先（受付時間：平日9：00～17：00）
●編集内容については、編集局 06-6398-5048
●ご注文・不良品（乱丁・落丁）については、お客様センター 0120-276-591